高等医学院校护理学专业辅导教材

护理教育学概论学习指导

主　　编　郑修霞
编写人员　（按姓氏笔画排序）
丛笑梅　北京大学护理学院
孙宏玉　北京大学护理学院
陆　红　北京大学护理学院
吴　瑛　北京大学护理学院
尚少梅　北京大学护理学院
郑修霞　北京大学护理学院
宫玉花　北京大学护理学院
郭记敏　北京大学护理学院

北京医科大学出版社

HULI JIAOYUXUE GAILUN
XUEXI ZHIDAO

图书在版编目(CIP)数据

护理教育学概论学习指导/郑修霞主编.—北京:北京医科大学出版社,2002.8

高等医学院校护理学专业辅导教材

ISBN 7-81071-182-2

Ⅰ.护... Ⅱ.郑... Ⅲ.护理学—教育—医学院校—教材 Ⅳ.R47-4

中国版本图书馆 CIP 数据核字(2002)第 042495 号

北京医科大学出版社出版发行

(100083 北京市海淀区学院路 38 号 北京大学医学部院内)

责任编辑:赵 莳

责任校对:潘 慧

责任印制:张京生

怀柔师范学校印刷厂印刷 新华书店经销

开本:787mm×1092mm 1/16 印张:7.25 字数:182 千字

2002 年 8 月第 1 版 2002 年 8 月第 1 次 印数:1—10000 册

定价:11.50 元

前　言

本书是与《护理教育学概论》教材配套使用的学习指导用书，为了突出重点，使学员明确学习的要求，各章首写明了本章的学习目标。学员在全面学习主教材的基础上，对照各章的学习目标，回顾所学内容，利用练习题进行自测，结合参考答案，可以自我评价学习效果，及时调整学习方法和进度，按期达到预期效果。

为了更好地发挥辅导教材在学习中的指导作用，特将有关内容说明如下：

一、学习目标　按护理专业本科生培养目标及教学大纲要求，指出学生通过相关内容学习后，应具备的能力。

二、重点、难点解析　按学习目标要求，简明扼要地陈述各章节重点内容，并对难点进行解析，以加深对重点内容及考核内容的理解。

三、练习题　本部分有六种题型，个别之处不同题型测试内容稍有重复，以此提示学生同样内容可以不同题型出现，学生必须认真审题，按要求回答，切忌死记硬背。

1. 名词解释　要求规范、简单、明确地回答术语名词的基本概念。

2. 填空题　在理解上、下文含义基础上，在试题的空缺处，填入适当的答案。

3. 单项选择题　要求从所列出的四个备选答案中选出一个最佳答案。

4. 多项选择题　要求从所列出的五个备选答案中选出两个或两个以上的答案，错选、多选、少选均不得分。

5. 简答题　按问题要求，以条目方式扼要、重点回答。回答问题时，条目内容必须具有独立性和完整性，避免将同样含义的内容拆为几条以凑数方式答题。

6. 论述题　要求用文字叙述方式对问题进行解答。此类题型在一定程度上可以反映学生对知识掌握的深度和广度，灵活运用知识的水平，分析问题及文字表达的能力。因此，在叙述时要注意有针对性，仔细审题，切忌答非所问；要注意全面性，要求全面回答相关要点，不要遗漏，也不能漫无边际；还要注意条理性，即重点突出，条理清晰，逻辑性强，举例恰当，分析有据，文字通顺。

四、参考答案　除名词解释、填空题及选择题给出完整参考答案外，简答题在参考答案中仅列出要回答的重点内容，论述题只列答题要点，学习者可按此自行举例，针对论点适当发挥，进行论述，回答此类问题时，要求观点、论据明确，不需要将教材内容死记硬背，一字不漏地照抄于答案。

郑修霞

2002年4月15日

目　录

第一章　绪　　论

学习目标

在完成本章的学习后，学生应能：

1. 解释下列名词：教育、教学、教学过程；
2. 阐述教育的基本要素及关系；
3. 简述教学过程的本质、基本规律和基本阶段；
4. 复述教学的基本原则；
5. 列举影响护理教育发展的因素；
6. 列举护理教育学常用的研究方法。

重点、难点解析

第一节　教育学的基本概念

一、概　述

1. 教育的本质　就是根据一定社会的需要所进行的培养人的活动，或者说是培养人的过程。

2. 教育学中教育的概念　广义的教育，泛指一切增进人们知识、技能、身体健康以及形成或改变人们思想意识的活动。狭义的教育，主要指学校教育，其涵义是教育者根据一定社会（或阶级）的要求，有目的、有计划、有组织地对受教育者的身心施加影响，把他们培养成为一定社会（或阶级）所需要的人的活动。

3. 教育学的形成与发展　教育科学的发展过程，经历了萌芽期、雏形期、发展期和科学化时期。

二、教育学基本概念

1. 智育　是指按计划、有目的地用一定的知识、技能、技巧武装学生，发展学生的智力，并在此基础上，奠定学生科学世界观基础的护理教育。

2. 德育　是教育者把一定的社会思想和道德规范转化为个体的思想意识和道理品质的教育，它的实质是形成学生的一定的政治观点、思想意识、道德品质，即一个人的社会特质。

3. 体育　是向受教育者传授健身的知识、技能，增强体质，培养自觉锻炼身体习惯和养成良好卫生习惯的活动。

4. 美育　是培养学生认识美、爱好美和创造美的能力的教育，也称审美教育或美感教育。

5. 教学　是教师的教和学生的学的共同活动。学生在教师有目的有计划的指导下，积极、主动地掌握系统的科学知识和形成基本技能，发展智力，增强体质，并形成一定的思想品德的过程。教学是学校教育活动的基本形式。

三、教育的基本要素及关系

任何教育活动都是由四个基本要素构成的。这就是教育者、受教育者、教育的内容和教育手段。教育的四个基本要素构成了教育活动极其复杂的关系，如教育者与受教育者；教育者与教育内容和手段；受教育者与教育内容和手段；教育内容与教育手段等。这些关系就是教育活动的内部矛盾。在四个要素中，主要的关系是教育者与受教育者的关系，其表现为教与学的关系，实质是教育与发展的关系。可以说，教育者与受教育者之间表现出来的教与学的关系，教育与发展的关系就是教育的基本规律。在教育活动中，一切关系最后都归结在这一关系的运动中。

四、教学及教学过程

（一）教学的概念

教学是在教育目的规范下，教师的教与学生的学共同组成的一种教育活动。在我国，教学是以知识的授受为基础的，通过教学，学生在教师有计划、有步骤的积极引导下，主动地掌握系统的科学文化知识和技能，发展智力、体力，陶冶品德、美感，形成全面发展的个性。所以，教学是学校实现教育目的的基本途径。

（二）教学的基本任务

教学的基本任务包括：①传授和让学生掌握系统的基础知识和基本技能；②发展学生的智力与体力；③奠定学生科学世界观的基础，培养学生良好的思想意识和职业道德品质。三项基本任务互相关联，各又有其独特的内涵。不可分割，也不可混同。

（三）教学过程

1. 教学过程的本质　教学过程包括教与学两个方面，是教师根据一定的教育目的、任务和计划，通过教与学的双边活动，引导学生掌握系统的科学知识和技能、技巧，启发学生的学习主动性，发展学生的认识能力，培养学生思想品德的过程。凡是一个教学过程都包含以下三对基本矛盾：①学生与所学知识、发展能力之间的矛盾；②教师与学生之间的矛盾；③教师与教材之间的矛盾。

正是这三对相互联系的矛盾，构成了教学过程的特殊本质。在这三对矛盾中，学生与所学知识、发展能力之间的矛盾是基本矛盾，其他两对矛盾是适应于解决这个主要矛盾的需要而产生的。

2. 教学过程的基本规律　教育过程应遵循的规律有：①按照学生认识过程的规律组织教学；②教学永远具有教育性；③教学与发展的统一性；④教学中教师起主导作用。

3. 教学过程的基本阶段　可分为四个阶段：①学生感知新教材，形成表象、观念阶段，简称感知阶段，是整个教学过程的基础；②学生理解新教材、形成科学概念和理论阶段，简称理解阶段，是教学过程中的中心环节；③学生巩固知识阶段，简称巩固阶段，是学生掌握知识的重要阶段；④学生运用知识，形成技能技巧阶段，简称运用阶段，是学生把知识转变为技能和技巧的阶段。

4. 教学的基本原则　教育原则是根据一定的教育目的，反映教育规律而制定的对教学的基本要求。主要有:①科学性和思想性相结合的原则:是指教师要以准确无误的科学知识来武装学生,同时有目的有计划地对学生进行思想道德教育。②理论联系实际的原则:是指教师在教学中密切联系实际,使学生达到“有知能用”、有能力能发挥的目的。③直观性原则:是指在教学中让学生通过各种感官直接感知具体事物和现象,或代表这些事物和现象的教具,从而使学生获得表象和观念,为进一步掌握科学概念和理论奠定基础。④系统性原则:也称循序渐进性原则。是指学校中各科教学都必须严格按照学科的逻辑顺序来系统连贯地循序渐进地进行,从而使学生日积月累,逐步掌握各门学科的系统知识和技能技巧,发展各个方面的能力。⑤巩固性原则:是指在教学过程中使学生牢固地掌握各门学科的基本知识和技能技巧,并能在学生记忆里随时再现已掌握的知识和在实际工作中运用这些知识。⑥量力性原则:是指在教学中无论教学内容,还是教学方法的确定,都必须从学生的实际出发,适应学生的年龄特征和知识水平,适应学生的接受能力。

第二节　护理教育的研究任务、教学内容和研究方法

护理教育的研究任务,应包括:①护理教育理论的发展;②教育目标和教育哲理的制定;③课程设置的形成和发展;④教学方法的改革;⑤评估与评价在护理教育中的应用;⑥临床教学的组织和改革;⑦护理教育资源配置理论即护理教育的组织管理等。护理教育常用的研究方法有:①观察法;②实验法;③文献法;④比较法;⑤统计法;⑥调查法。

第三节　护理教育的现状及发展趋势

影响护理教育发展的因素包括了护理学科的发展、现代教育的发展和科学技术的发展。护理教育的发展趋势将表现在以下几个方面:

1. 完善护理教育体制　在我国,改变以中等教育为主,迅速扩大高等护理教育规模,提高护理教育层次的护理教育改革正在进行。大专教育和高等职业护理教育将逐渐取代中等教育,临床第一线护士的学历将以大专和本科层次为主。硕士教育立足于培养高层次、高水平的护理师资、护理管理人才和临床护理专家。为了促进护理理论和护理研究的发展,完善护理知识体系,巩固护理专业地位,并使护理专业能适应现代科技的发展,适当扩大护理硕士教育和开设博士教育是护理教育的发展趋势。在开展普通高等教育的同时,发展面向在职护士的成人大专和本科学位教育,包括自学高考、函授、夜大等多种形式的学位教育。此外还开展非学位教育如护理继续教育,以提高在职护士的业务水平。

2. 课程设置和教学内容的改革　课程内容不仅注重医学基础知识,还要注重社会科学、人文科学、信息科学和行为科学等知识。目前各高校不断进行课程改革,在专业课程中增加了人文科学、预防医学、健康教育等课程,并加强了人际沟通技巧的学习和训练,更好地突出了护理专业的特点。

3. 开设社区护理课程　随着护理专业的不断发展及社区卫生服务对护理人才的需求,护理教育中开设社区护理课程的必要性在不断增加。

4. 护理教学方法的改革　在护理教学方法和手段上,将进一步向多样化和现代化发展。随着科学技术的进步,高科技成果在教学中的应用将给学生提供更多的主动学习机会,培养具有自学能力、勇于创新的新型护理人才。

练习题

一、名词解释

1. 教育(狭义)
2. 教学

二、填空题

1. 教育学中的基本概念,包括了智育、________、体育、________、教学等。
2. 教学过程可分为四个阶段,即:感知阶段、________、巩固阶段和________。
3. 量力性原则,是指在教学中无论教学内容,还是教学方法的确定,都必须从学生的实际出发,适应学生的________特征和________水平,适应学生的________能力。
4. 护理教育的研究方法包括观察法、实验法、________、________、统计法和调查法。

三、单项选择题

1. 下列叙述不涉及教育本质的选项是
   A. 教育在于发展健全的个人
   B. 教,上所施,下所效也
   C. 建立科学完善的学校教育体制
   D. 教育即生活,教育即生长
2. 在教育的四个基本要素中,最主要的关系是
   A. 教育者与受教育者之间的关系
   B. 教育者与教育内容和手段之间的关系
   C. 受教育者与教育内容和手段之间的关系
   D. 教育内容与教育手段之间的关系
3. 教学过程的基本矛盾是
   A. 教师教学思想与现行教育体制之间的矛盾
   B. 学生与所学知识、发展能力之间的矛盾
   C. 学生知识与能力之间的矛盾
   D. 应试教育与素质教育之间的矛盾

四、多项选择题

1. 教学中,教师的主导作用是指
   A. 学生在掌握知识的过程带有个体经验的特点,并受到原有的知识水平和认识能力的制约。因此需要教师的启发、教育、引导
   B. 教师决定着教学中的思想政治方向
   C. 教师在传授知识的过程中,尽可能按自己的意愿和理解来安排教学内容
   D. “课堂45分钟”完全是教师的事
   E. 教学中学生学习质量的好坏,知识掌握的多少,是通过教师发挥主导作用来决定的
2. 教学理论联系实际的原则,包括
   A. 教师的教学要联系学生已有知识的实际
   B. 教学要联系科学上最新成就的实际
   C. 教学要联系临床护理实践的实际
   D. 教学要联系学生思想实际
   E. 教学还要联系学生实践活动的实际
3. 新的教育质量观强调

A. 教育的统一性
B. 品德和身体的基础
C. 重点培养竞争
D. 强调个人发展，培养自尊、自知、自信
E. 能力的培养放在第一位

4. 在教育的基本要素中，教育者与受教育者的关系在护理教育活动中表现为
A. 教与学的关系
B. 教师与教材的关系
C. 护理教育与发展的关系
D. 学生与教学方法、教学手段的关系
E. 教师与教学方法、教学手段的关系

五、简答题

1. 简述教学过程的基本规律。
2. 列举影响护理教育发展的因素。

六、论述题

请结合自己的体会论述我国护理教育的发展趋势。

参考答案

一、名词解释

1. 教育(狭义)：狭义的教育，主要指学校教育，是教育者根据一定社会(或阶级)的要求，有目的、有计划、有组织地对受教育者的身心施加影响，把他们培养成为一定社会(或阶级)所需要的人的活动。
2. 教学：是在教育目的规范下，教师的教与学生的学共同组成的一种教育活动。在我国，教学是以知识的授受为基础的，通过教学，学生在教师有计划、有步骤的积极引导下，主动地掌握系统的科学文化知识和技能，发展智力、体力，陶冶品德、美感，形成全面发展的个性。教学是学校实现教育目的的基本途径。

二、填空题

1. 德育　美育
2. 理解阶段　运用阶段
3. 年龄　知识　接受
4. 文献法　比较法

三、单项选择题

1. C　　2. A　　3. B

四、多项选择题

1. ABE　　2. ABCDE　　3. BDE　　4. AC

五、简答题

1. 教学过程的基本规律包括：①按照学生认识过程的规律组织教学；②教学永远具有教

育性；③教学与发展的统一性；④教学中教师起主导作用。

2. 影响护理教育发展的因素有：①护理学科的发展；②现代教育的发展；③科学技术的发展。

六、论述题

在护理学科、现代教育和科学技术发展的影响下，护理教育在今后的发展中将发生巨大的变化，结合自己的体会，围绕以下几个方面论述：

1. 完善护理教育体制。
2. 课程设置和教学内容的改革。
3. 开设社区护理课程：①护理工作内容与范畴不断扩大；②社区护理服务需求增加。
4. 护理教学方法的改革　在护理教学方法和手段上，将进一步向多样化和现代化方向发展。随着科学技术的进步，高科技成果在教学中的应用将给学生提供更多的主动学习机会，培养具有自学能力、勇于创新的新型护理人才。

第二章 教育基本原理与护理教育

学习目标

在完成本章的学习后，学生应能：

1. 描述各教育学基本原理的主要代表人物；
2. 解释各教育学理论的主要观点；
3. 评价各教育理论的优缺点；
4. 结合自身体会讨论各种教育学理论在护理教育中的应用价值；
5. 在护理教育及健康教育的实践中能合理应用所学的教育学理论。

重点、难点解析

第一节 行为主义理论

一、行为主义理论的产生及主要代表人物

行为主义理论是20世纪初产生于美国的一个学习心理学派别，主要代表人物包括：华生、巴甫洛夫、桑代克和斯金纳等。

二、行为主义理论的主要观点

以华生为代表的行为主义理论家的主要观点可以概括为以下几个方面：

1. 在教育心理学研究中应该摒弃内省法。
2. 观察和研究应只限于动物或人的学习行为，且重点是客观实验而不是主观推测。
3. 大多数学习行为是通过刺激和反应的连结学会的。
4. 人类的学习是为了形成适应社会生活的行为，人的任何行为都是外在环境与教育的产物。
5. 人的各种复杂情绪都是通过条件反应而逐渐形成的。

三、桑代克的学习理论

桑代克用迷箱的方法研究动物的学习，最著名的研究是关于猫的实验，发现学习过程是遵循“尝试与错误”的方式进行的。他提出了著名的三个基本学习规律。

1. 准备律　当准备对某个刺激做出反应时，任其产生反应就会使之感到满足；当不准备对某个刺激做出反应时，强迫其做出反应则会产生苦恼；若正准备对某项刺激做出反应时，由于外界因素阻挠而不能反应时，也会感到苦恼。

2. 练习律　包括“应用律”和“失用律”。应用律：任何刺激与反应之间的连结，通过应用或练习则可使之加强，练习越多，则连结力越强。失用律：如果某一刺激与反应之间的连结在若干时间内不加以练习的话，连结的力量就会减弱。

3. 效果律　刺激与反应之间所建立的连结受反应效果的影响。当反应结果是满意的时候，连结力量就增强；相反，当反应结果是烦恼的时候，连结力量就削弱。

四、斯金纳的操作性条件反射理论

斯金纳继承并发展了桑代克和华生的理论，进行了大量而持久的动物实验。斯金纳所用的实验装置被称为“斯金纳迷箱”。通过研究他提出了操作性条件反射理论。此理论是从华生行为主义派生出来的一种新行为主义理论。斯金纳的主要理论观点包括：

1. 学习行为　斯金纳认为有机体的学习行为可分为两类，一类是应答性行为，另一类是操作性行为。应答性行为是由已知的刺激所引起的反应，可写成公式 S(刺激)→R(反应行为)。操作性行为则没有已知的刺激，而是由有机体自身发出的，因而操作性行为亦称为自发性行为，可写成公式 R(反应行为)→S(刺激)。以上两种学习行为对生物体的生存和发展是同等重要的，但斯金纳更强调操作性行为，因为操作性行为可以作用于环境，所学习到的行为可以控制事件的发生，以满足自己的需要。

2. 强化原则　斯金纳认为操作性条件反射具有以下四个原则：

(1) 正性强化：即指某种具体行为的后果，或者说效果是积极的，就能增进该行为重现的概率。

(2) 负性强化：即指某种具体行为可以避开某种不愉快的后果，就会增加该行为重现的概率。

(3) 惩罚：即指某种行为可以导致某种不愉快的后果，个体为了避免这种后果会减少做出这种行为的概率。

(4) 强化消退：即指在反应之后，如果不继续给以强化，反应行为就会逐渐消失。

其中正性强化效果最佳，惩罚收效最少，负性强化居中。

3. 强化程序　斯金纳理论的中心原则是强化，他还发展了“强化程序”这一概念。斯金纳把强化程序分为持续性的和间断性的强化。间断性强化可以分为以下四种类型：

(1) 固定间隔强化：反应在固定的时间间隔里被强化。

(2) 变化间隔强化：强化发生在变化的时间间隔里，有时长，有时短。

(3) 固定比率强化：强化发生在预定的若干次反应之后。

(4) 变化比率强化：强化不是按预定的反应次数进行，而是发生在变化的反应次数之后。

强化程序的重要性在于不同的强化类型导致不同的反应速度。比率强化比时间间隔强化反应的速度快，变化的强化程序比固定的强化程序造成的反应速度快，其中变化比率强化可以带来持续的高反应速度。

五、对行为主义理论的评论

行为主义教育思潮在推动学习理论的科学化、促进学习理论与教育的有机结合方面做出了一定的贡献，但忽略了学习的内部过程及内部条件的研究，因而不一定适用于人类复杂的学习过程。

六、行为主义理论在护理教育中的应用

1. 经典条件反射理论的应用　教师可能会遇到学生对教育的某个方面已形成的条件反应，在这种情况下适合采用“系统性脱敏”的技术。通过应用经典条件反射理论还可帮助学生预防消极性条件反应的产生。

2. 操作性条件反射理论的应用　教师可以通过对学生的表现给予反馈来进行强化，及时的反馈是必须的，并且多用正性强化的方法。运用强化程序和行为塑造理论加强学习效果。

第二节　认知理论

一、认知理论的产生及主要代表人物

20 世纪初，德国心理学家韦特海默、苛勒、考夫卡提出了格式塔心理学，该学派属于认知的范围，它着重于研究内在的思维过程而不是可观察到的、可被测量的行为。认知理论的主要代表人物包括：托尔曼、奥苏泊尔、布鲁纳、加涅。

二、认知及认知心理学的概念

认知一词常被用于描述内在的思维过程，例如：思考、学习、记忆、领悟、感知及运用知识解决问题。认知心理学主要研究的就是思维的过程，包括知识的获得和应用。

三、认知心理学与行为主义心理学的主要区别

表 2－1 分析了认知心理学与行为主义心理学的关键不同点。

表 2－1　行为主义心理学与认知心理学的比较

行为主义心理学	认知心理学
简化论：例如：任何事物均可被简化成为不可分割的部分	膨胀论：例如：强调整体大于其各部分之和
分析的思想：例如：把事物分解成各个组成部分	综合的思想：例如：各部分的功能是与整体相联系的
原因与结果的解释方法：例如：结果完全由原因所决定	目的论的解释方法：例如：用目标和意图去解释事物
宿命论：例如：每个事物的发生遵循自然法则	自由意志论：例如：人可以自己自由地决定选择

四、人类的记忆系统

（一）感觉记忆

感觉记忆对所得到的刺激只记录很短的一段时间。但它是一个高效能的系统，能够记录所有感觉接受器输入的原始形态刺激。当某一刺激被感觉记忆所记录时，就会与长期记忆发生联系来查找这个刺激以前是否存在过。感觉记忆的作用就是通过把刺激的存留时间充分延长，以使重要的刺激被有选择的注意。

（二）短期记忆

短期记忆的特点是储存能力十分有限。除了储存功能外，还有一些控制程序。例如：重复，简单重复包括复习短期记忆中的内容以便记住它们，详尽重复则通过与长期记忆中已存在的内容相联系，能够更深一步地处理这些内容。短期记忆同时还包括思考和语言的过程。

（三）长期记忆

这一阶段对信息的处理将对信息的储存起重要作用。对信息的处理可以有深、浅不同的水平。浅水平的处理包括刺激的物理特性等简单特征；而较深水平的处理则是分析刺激所含的意义等，能够帮助人们更好地记忆信息。

五、记忆与遗忘

（一）记忆与遗忘的规律

最早研究记忆与遗忘规律的是德国心理学家艾宾浩斯，他绘制了第一个遗忘曲线或称保持曲线，从曲线可以看出，遗忘的进程是不平衡的，总的趋势是遗忘开始进展得相当快，但随着时间的推移逐渐缓慢下来，到了一定的程度和时期，就几乎不再发生遗忘了。遗忘的规律是：先快后慢。

（二）影响记忆与遗忘的因素

影响保持或导致遗忘的原因很多，为了巩固学习的知识，可以从各方面创造有利于保持的条件。

1. 学习材料要适量，而且有意义、有组织的材料比无意义的材料更易记住并保持长久。

2. 学习材料的熟记程度和有效方式也影响记忆。常用的记忆技巧包括：轨迹法、转变语言的方法、记住关键词的方法、首字母缩略词法等。

3. 要合理组织复习，以使记忆痕迹不断得到强化和巩固。

（三）有关遗忘的理论

1. 干扰理论　干扰理论认为遗忘是由于其他记忆的干扰所引起。干扰有两种情况：

（1）逆反干预：当新记忆的东西与以前学习的内容相作用时会发生干扰作用，这种新知识的学习影响了对旧内容的记忆就称为逆反干预。

（2）前作用干预：与逆反干预相反，先前学习的知识对后来的学习产生干扰时称为前作用干预。

2. 编码特性理论　这一理论的观点是：遗忘的发生是由于在当初记忆时，已被编码的信息在搜寻过程中不能被表达出来。

3. 增强理论　这一理论的观点是：每一次经历都会在大脑中产生痕迹，如果需要记住某一信息就必须去强化这一痕迹。

六、布鲁纳(Bruner)发现的学习理论

（一）学习的过程

布鲁纳认为，认知是以个人已有的知识结构来接纳新知识，新知识为旧知识结构所吸收的过程；同时，旧知识结构又从学习中得到改造和发展。他认为学生在学习一个内容时包括以下三个过程：新信息的获得、信息的转化和评价。

（二）主要的学习观点

1. 重视学科的结构　布鲁纳认为，学校的课程设置应注重将学科内容结构化。学科结构

的概念包括:①该学科的基本知识结构,即基本概念、原则和原理,以及它们之间的关系和联系;②学习该学科的主要方法和态度。学习的转化主要通过两种途径实现:即特定技能的转化和一般原理的转化。

布鲁纳把学习视为一个把事物分类的过程。在区分一个事物时,一般按四个阶段进行:①初步分类阶段;②寻找线索阶段;③确认阶段;④确认完成阶段。

2. 运用信息的编码系统　布鲁纳将复杂信息的学习称为编码系统。编码系统是按等级排列的,最特定的信息位于最低一级。在等级排列中,上一级的每个类别要比下一级的类别更具普遍性。学生可以运用已掌握的普遍原理,不断加入新的内容,也便于记忆编码系统中的事物。

3. 提供发现的学习　发现的学习是指让学生独立思考,使学生通过积极参与的过程发现所学内容的结构,掌握知识原理。发现的学习可以分为单纯性的发现和指导性的发现两种,后者是值得提倡的方法。老师的角色是提出问题以激励学生通过积极的探索去寻找答案。布鲁纳认为发现的学习方式有以下几种作用。

(1) 提高智慧的潜力。

(2) 使外来动机向内在动机转移。

(3) 学会发现试探法。

(4) 有助于知识的记忆。

发现的学习方法对教师提出了较高的要求,它要求教师真正通晓有关学科的基本结构,并具有耐心和灵活应变的素质。

(三) 布鲁纳理论在护理教育中的应用

护理教师必须在讲授新内容之前,解释最基本的结构和原理。指导性的发现会在学习中产生良好作用。护理教师首先让学生去发现在学习有关科目内容时所遇到的一系列问题,然后激励他们利用资料去寻求答案。发现学习法也可以用于实验室的讨论活动。

第三节　社会学习理论

一、社会学习理论的产生及主要代表人物

社会学习理论兴起于 20 世纪 60 年代,主要代表人物是班杜拉。

二、社会学习理论的主要观点

(一) 社会学习的概念

社会学习又称观察学习,它出现在个体通过观察他人的行为而进行学习时,换句话说,通过榜样进行学习。人和环境都是学习的决定性因素。

(二) 社会学习理论的主要观点和学习过程

班杜拉认为,学习是学习者把榜样作为一种行为的象征形象,通过对榜样的观察来指导自身学会某种行为。他十分重视环境在行为形成中的作用,认为人的社会行为是通过观察学习获得的,是对他人的行为、态度和各种反应的模仿和认同。班杜拉将观察学习分为四个过程。

1. 注意期　在这一期,学习者开始集中注意榜样,观察榜样的行为模式。此期的学习可受到榜样的特征、观察者的特点以及他们之间的关系的影响。

2. 保持期　在这一期，学习者记住了榜样的行为并在大脑中回忆行为的执行过程。

3. 动作形成期　在这一期，学习者真正能够执行所观察到的行为，并且能够通过自我观察，评价自己行为的精确度，并进行矫正和反馈。

4. 动力期　在这一期，学习者通过强化的作用来增强学习效果。班杜拉提出强化可包括以下三种形式。

(1) 外部强化：强化可以是外来的，而且直接对行为结果产生作用的强化。

(2) 自我强化：强化可以是内在的自我调节性强化。人在行动之前已制定好行为目标和评价标准，当学习者完成了预定的目标时，就对自己进行积极的评价并进行奖励。

(3) 替代性强化（又称代受的强化）：当观察者看到榜样通过进行某种行为而获得正性强化时，学会榜样行为的可能性就增高，这叫做替代性强化。

通过榜样传递信息的形式有许多种，如表演、图画、词语以及电视、录像等等。在应用抽象的榜样过程中，观察者首先在各种榜样的刺激下形成原则，然后在与他们观察到的情景相似的情况下应用这些原则。社会学习理论如何解释新的、创造性行为的发展呢？班杜拉认为，新的反应行为是通过综合利用许多榜样的特征而产生的、新的创造性行为。

三、社会学习理论在护理教育中的应用

（一）学习护士的专业角色

护理学是一门实践性很强的学科，一个新的护士学生应该学习的一个重要内容是护士的专业角色。只有通过让学生与一个受尊敬的护士每天一起工作，相互接触，彼此间进行观察的方式才可能促进其专业角色的发展。

（二）护理教师是角色榜样

作为一个专业角色榜样，护理教师应该具有广泛的专业知识和娴熟的工作技能，并表现出对护理工作的热情和良好的职业素质。

（三）学生间相互学习

让学生以配对方式，形成小组进行学习也是一种极好的方法。

第四节　人本主义理论

一、人本主义理论的产生及主要代表人物

当代西方人本主义理论是60年代兴起的一个新学派，主要代表人物包括：马斯洛、罗杰斯和考姆斯等。

二、人本主义理论的主要观点

（一）强调情感、态度和价值观在学习中的重要作用

人本主义心理学强调学习行为中人的因素，强调研究人类所具有的思想、情感和经历，公认情感、情绪、志向、态度、价值观等在学习中所起的重要作用。人本主义理论学家认为学习是人自我实现的过程，认为行为主义理论和认知理论忽略了人类存在的一些最有意义的方面：情感、态度和价值观。

（二）重视人的价值和人格的发展

人本主义理论认为必须关心人的尊严、人的各层次需要，必须充分重视人的主观能动性、

自身价值和创造性，学习过程应能促进人类的成长、个体的满足以及自我实现等等。

（三）强调教育要以学习者为中心

人本主义者认为必须把学习者作为学习活动的主体，教学的任务是创造一种有利于学生发挥潜能的情境，使其学习潜能得以充分发展。同时，学校的课程应该为学生探测情感、考察态度与情绪、明确价值观、学习有效地进行交往及处理人际间关系提供指导和机会。还应注意教师与学生的关系以及课堂气氛。

三、罗杰斯理论的主要观点

罗杰斯提出了以学生为中心的学习理论，并提出了一系列学习的原则。

1. 人类具有学习的自然潜力。
2. 当学生认为学习内容与自己的目的有关时，学习会变得有意义。
3. 当学习的内容涉及改变自我时，会使学生体验到有威胁感，因而容易受到抵制。
4. 当外在的威胁最小时，学习中那些对自我有威胁的部分容易被理解和吸收。
5. 通过实践可以获得更显著的学习效果。
6. 当学生有责任地参与学习过程时，可以促进其学习。
7. 自发的学习可以涉及学习者整体的人——感觉和智力，这种学习是最持久的。
8. 当把自我批评和自我评价作为基础，而把他人评价放在第二位时，可以促进独立、创造和自信的发展。
9. 社会上最有用的学习是掌握学习的过程，持续开放自我并把自我融于变化的过程中去。

罗杰斯强调学生的参与、自我评价以及课堂上不存在任何威胁因素。他把教师看做是学习的促进者、学习资源的提供者，教师应接受、信任和理解学生。

罗杰斯关心的是整体的人，教育的重要作用是促进学习，其中最重要的因素是促进者与学习者之间的关系，罗杰斯对这一特征提出了以下一些建议。

1. 真诚　促进者是一个真实的人而不是某种理想的榜样。
2. 接受和信任　学生是一个有自主权的人，是一个值得尊敬和关心的人。
3. 移情理解　促进者能够把自己放到学生的位置上，从学生的角度来看待和理解问题。

四、人本主义理论在护理教育中的应用

（一）重视师生关系

教师应该真诚地面对学生，信任并接受学生，同时能够从学生的角度来理解事物。如果教师能信任和支持学生，他的学生将越加确信自己的能力，更容易实现自己的学习目标。

（二）让学生参与教学活动

护理教师应该让学生参与决策，以便促进学生个人价值感的发展。

（三）接受学生具有个体差异

教师应该持续地意识到尽管学生经过了相同的训练，他们仍然是不同的个体，应该鼓励他们保持独特的态度和价值观，而不是成为一个遵奉者，成为均一的产品。在高等护理教育中更应注意学生有自主的需要。

（四）教师是帮助者和促进者

人本主义者认为教师的角色是帮助者和促进者，而并非是信息的传递者。教师应成为学

生的另一个学习资源。

（五）重视课堂气氛

教室的气氛应该使学生感到平静并且是一个具有心理安全感的环境。

（六）使用学习合同

人本主义心理学的一个特殊应用是使用学习合同，这可以为学生提供对自己学习负责的机会。

第五节　成人教育理论

一、成人教育理论的产生及主要代表人物

诺斯在研究成人教育的过程中创造了成人教育模式。

二、成人教育理论的主要观点

（一）成人教育模式与儿童教育模式的主要不同点

成人教育模式和传统的儿童教育模式是平行的而不是对立的，诺斯认为根据不同的情况，两者都是适用的。这两种模式在假说上的具体区别见表2－2。

表2－2　成人教育模式与儿童教育模式的不同假说

假　说	儿童教育模式	成人教育模式
1. 学习者的概念	依赖型：教师控制了学习中所有主要的决策	自我定向型：学生对自己的学习全面负责
2. 学习者的经历	大多数学生的经历对学习几乎没有作用，儿童教育模式依赖于教育的传递	学生的经历对学习有很大的作用，取决于成人不同的角色
3. 学习的意愿	与年龄相关：取决于生物年龄阶段以及年级水平	与需要相关：学生知道做某事的需要
4. 学习的倾向性	以内容为中心：课程设置以内容为中心	以任务为中心：课程设置以任务为中心，以问题为中心
5. 学习的动机	外在的：来源于外部的压力，如父母和教师	内在的：出于自尊和自信的需要

（二）成人教育模式的过程设计

儿童教育模式主要应用“内容设计”。而成人教育模式的应用主要涉及“过程设计”，主要包括以下七个方面：

1. 创建学习气氛。
2. 由学习者参与共同计划。
3. 由学习者参加确定学习的需要。
4. 由学习者参与形成学习目标。
5. 由学习者参与设计学习计划。
6. 帮助学习者完成学习计划。
7. 由学习者参与对其学习的评价。

三、成人教育理论在护理教育中的应用

成人教育的指导方法不是告诉学习者他所需要的全部知识，而是为他自学提供帮助。因此，应用成人教育理论时，护理学校里护理教师和学习者之间应该是一种合作关系，教师应促进建立有效的学习环境，帮助学生掌握获取知识的过程，以便她在临床工作实践中进一步学习。

护理教育的课程设置应该建立在我们前面所提到的成人教育模式五个假说的基础上：促进自我定向、应用经验、满足学习的意愿、关注学习的倾向性、激发内在动机。

第六节　合作学习理论

一、合作学习理论的产生及主要代表人物

默顿(J. Mouton)和布莱克(R. B. Blake)总结了儿童教育模式和成人教育模式的优缺点，发展了合作学习理论，在应用专家知识的同时，鼓励学生参与。

二、合作学习理论的主要观点

合作学习是一种小组成员按照一定的互动结构进行互相学习的系统学习方法。合作学习的特点包括：

1. 教师是以学习管理者的身份来安排学习材料。
2. 学生通过与其他学员一起主动地参与学习来对自己的学习负责。
3. 合作学习的前提是坚信小组工作比个体单独学习效果好。
4. 学习的动力来源于有计划的，与同伴的相互作用。

合作学习的原则

1. 学习材料要为学生提供指导方向。
2. 学习小组有明确的学习目标、任务、结果。
3. 协同作用原则。

三、合作学习理论在护理教学中的应用

护理教学中应用合作学习可有四种学习设置类型。

1. 小组效率模式　适用于知识范畴的学习。
2. 小组教学模式　这种设置类型关心的是知识的获得。
3. 表现判断模式　强调操作技能(精神运动技能)的获得。
4. 明确态度模式　用于态度范畴的学习。

第七节　学习动机理论

动机(motivation)是指引起和维持个体的活动，并使活动朝向某一目标的内在心理倾向或内部动力。学习动机是直接推动学生学习的内部动力，是一种对学习的需要。

一、内驱力和需要理论

内驱力是当需要缺失时有机体内部所产生的一种能量或冲动，以激励和组织行为去获得需要的满足。有机体的内驱力可以分为生理和社会两种。

人的行为还受到外部刺激的激发，这种外部刺激称为诱因。诱因按其性质可分为正诱因（驱使个体趋向或接近目标者）和负诱因（驱使个体逃离目标者）两种。

人的动机是内部力量和外部力量共同作用的产物，一般地说，既没有无内驱力的诱因存在，也没有无诱因的内驱力存在。

二、马斯洛的人类动机理论

（一）人类动机理论的形成及代表人物

人类动机理论即著名的需要层次理论，是由美国著名的人本主义心理学家马斯洛（A. Maslow）于 1970 年提出的。

（二）马斯洛的人类动机理论的主要观点

马斯洛的人类动机理论起源于他对人类本质的两种假设：①人是一种“有欲求的动物”；②人的需要是有先后顺序的。

马斯洛的人类动机理论把人的需要分成五个层次：

1. 生存需要　生存需要是最基本的需要，包括饥饿、口渴、睡眠和母爱的需要等。
2. 安全的需要　包括安全、稳定、保护和井井有条的需要等。
3. 爱与所属的需要　包括爱情、友谊和性的需要。
4. 尊敬的需要　尊敬的需要与力量、成就、权力和能力有关，也包括名誉、威望和尊严。
5. 自我实现的需要　自我实现是最高层次的需要，与充分发挥人的潜力有关。

（三）人类动机理论在护理教学中的应用

马斯洛的人类动机理论在护理教学中极具意义。根据这一理论，在制订教学策略时应注意以下两点：

1. 注意满足学生各个层次的需要。
2. 针对护理学生的心理需要，激发高层次的学习动机。

三、成就动机理论

成就动机是指推动个体去追求、完成自己认为最重要、最有价值的工作，并且设法将其达到某种理想地步的一种力量。成就动机是一种努力克服障碍、施展才能、力求尽可能又快又好地完成某事的愿望或趋势。通俗地说，就是指对成就的欲望和追求。

（一）成就动机理论的形成及主要代表人物

经麦克利兰（D. C. McClelland）和阿特金森（J. W. Atkinson）在 50 年代中期应用主题理解测验（TAT）对成就动机进行了开拓性的研究，逐渐形成为一种动机理论。他们认为成就动机是在人的成就需要的基础上产生的，它激发着个体在自己认为重要的或有价值的工作中乐意去力求获得成功的一种内在驱动力。成就动机是人类所独有的，其形成与生理需要无关，它是一种后天获得的具有社会意义的动机。在学习活动中，成就动机是一种主要的学习动机。

（二）成就动机理论的主要观点

成就动机包含两个因素，一种是力求成功的动机，即人们对成功的需求和由成功带来的积极情感的一种倾向性；另一种是避免失败的动机，即人们对失败的恐惧和由失败带来的消极情感的倾向性。

（三）在护理教育中的应用

根据成就动机理论，护理教育工作者可以对学生的成就动机进行评估，了解学生的主导动机，以便能更好地激发学生的学习动机。

四、动机归因理论

（一）动机归因理论的形成和主要代表人物

美国心理学家维纳(B. Weiner)是动机归因理论的重要代表人物之一，他于 1979 年从三个维度和八种因素对“归因理论”进行了系统阐述。

（二）动机归因理论的主要观点

归因理论强调个体寻求理解是动机的主要因素，在社会环境中，人们一直希望通过将行为归因来理解自己以及他人的行为。维纳从三个维度把归因分为：内部归因和外部归因，稳定性归因和不稳定性归因，可控制归因和不可控制归因，他又把人们活动成败的原因即行为责任主要归结为八个因素：即自控水平、能力高低、努力程度、身心状况、方法优劣、任务难易、帮助多少和运气好坏。

（三）动机归因理论在护理教育中的应用

在护理教学过程中，应对学生的成败归因特点进行评估。如果学生把他们的失败归因于内在的、稳定的和不可控制的因素，也就是说把失败理解为是他们自己的能力无法改变的事实，这时就会产生极为严重的动机问题，在这种情况下，教师应帮助学生客观地分析其失败的原因，使其看到真正的原因所在，重新唤起学习动机，增加信心。

第八节　操作技能的教学原理

一、概　述

（一）操作技能的概念

操作技能是指以程序性知识为基础，借助于骨骼肌运动，经过学习和训练实现将一系列外部动作以完善合理的方式进行组合，并趋于高度自动化时形成的一种技能(认知活动)，用于解决客观世界中存在的具体问题。

（二）操作熟练的特征

加涅把操作技能分为智力技能和动作技能两种，智力技能是一种程序性知识，即操作规程，而动作技能是指纯粹的操作。操作熟练的特征包括精确度、速度、效率、时间安排、一致性、预感性、适应性和洞察力。

（三）人类动作技能的主要组成部分

人类的动作技能分为成熟依赖性技能、教育相关性技能和固有价值技能三个主要部分。

二、操作技能的教学

（一）操作技能的形成过程

学会一项操作技能需要经过以下三个连续的阶段：

1. 认知阶段　是学习和掌握操作程序的过程，包括动作执行次序及动作执行的要求，学生主要完成两项任务：①熟悉并背诵操作的程序和步骤；②按照操作程序学习完成每一步操作。

2. 强化阶段　学生把学到的操作方式付诸实施的过程。

3. 自如阶段　是学生对智力和动作技能的稳定掌握过程。

（二）操作技能的练习

操作技能可以进行集中练习或分段练习，各有优缺点，视学生情况和技能的特性而定。

反馈学生的操作情况是练习的另一重要条件，以帮助学生提高操作能力。反馈可分为内反馈和外反馈两种。

1. 内反馈　是指来自于操作者本身的反馈，包括动觉反馈（又称操作性反馈）和反应性反馈。

2. 外反馈　是指操作者以外的反馈，又称为增强性反馈。

（三）操作技能的迁移

学习的迁移是指一种学习中习得的经验对另一种学习的影响，即将学习所得的知识、技术、概念、方法、原理以及情感和态度等有变化地应用。而技能的迁移则指一项技能对另一项技能产生积极、促进的作用（称为正迁移）或消极、抑制的作用（称为负迁移）。迁移可以是前摄迁移，也可以是倒摄迁移。

发生迁移的基本条件是两种技能具有共同特点或因素。共同因素越多，则迁移越明显。

三、操作技能的教学目标

操作技能的熟练程度，从低到高分成七个层次：

1. 感知能力。
2. 准备状况。
3. 模仿。
4. 自然化。
5. 演示。
6. 适应性。
7. 创造性。

四、操作技能的教学原理在护理教育中的应用

操作技能的教学原理在护理教育中的应用应注意以下几个方面：

1. 提供一个有助于学习的环境使学生能在轻松愉快、没有风险和应激的气氛中学习各项操作技能。
2. 进行技能分析。
3. 明确操作程序。
4. 评估学生的起点行为。
5. 按正常速度正确示教。
6. 采用整体学习或分项学习的方法进行操作技能的教学。
7. 安排足够的练习时间。
8. 为学生的操作提供增强性反馈。
9. 促进技能的迁移。

练习题

一、名词解释

1. 准备律　2. 正性强化　3. 合作学习　4. 认知　5. 社会学习
6. 学习动机　7. 技能的迁移

二、填空题

1. 行为主义理论的主要代表人物包括：华生、巴甫洛夫、__________和__________等。
2. 斯金纳认为有机体的学习行为可分为两类，一类是______行为，另一类是______行为。
3. 艾宾浩斯总结出的遗忘规律是__________。
4. 人本主义理论的主要观点之一是强调______、______和______在学习中的重要作用。
5. 儿童教育模式主要应用“内容设计”，而成人教育模式的应用主要涉及“______”。
6. 合作学习是在总结了____________和____________两种教育模式的基础上发展而来的。

三、单项选择题

1. 下列属于行为主义理论的观点是
   A. 强调人的内在思维过程
   B. 大多数学习行为是通过刺激和反应的连结学会的
   C. 人是通过观察他人的行为而进行学习的
   D. 人的学习与情感、态度和价值观有密切联系
2. 根据桑代克的理论，当学生不意愿参加小组讨论时，教师若强迫其参加讨论，则不会取得好的学习效果，此现象符合下列哪条学习规律
   A. 准备律
   B. 练习律
   C. 应用律
   D. 失用律
3. 下列学习理论中强调以学生为中心的理论是
   A. 行为主义理论
   B. 认知理论
   C. 社会学习理论
   D. 人本主义理论

四、多项选择题

1. 人本主义理论的代表人物是
   A. 斯金纳
   B. 布鲁纳
   C. 罗杰斯
   D. 马斯洛
   E. 班杜拉
2. 下列属于成人教育模式特点的是
   A. 学习者是依赖型的
   B. 学生的经历对学习有很大作用
   C. 学习的意愿与年龄相关
   D. 课程设置以内容为中心
   E. 学习的动机是内在的
3. 在操作技术的教学中，整体教学的优点是
   A. 更适合于年龄较大的学生
   B. 循序渐进对学习有增强作用
   C. 对有操作技能背景的学生更有效
   D. 能更好地激发学习动机

E. 很难全部理解大量的操作程序

4. 在护理教育中应用合作学习理论设置的学习类型是
   A. 儿童教育模式
   B. 成人教育模式
   C. 小组教育模式
   D. 小组效率模式
   E. 明确态度模式

5. 根据成败归因理论，属于稳定因素的是
   A. 自控水平
   B. 努力程度
   C. 方法优劣
   D. 任务难易
   E. 身心状况

6. 学生已经获得的技能对新技能的学习产生抑制作用，这种迁移称为
   A. 正迁移
   B. 负迁移
   C. 前摄迁移
   D. 倒摄迁移
   E. 外迁移

7. 在操作技能从低到高七个层次的熟练程度中，护理学生能够达到的目标是
   A. 准备状况
   B. 模仿
   C. 自然化
   D. 演示
   E. 适应性

五、简答题

1. 举例说明应答性行为和操作性行为区别。
2. 比较行为主义理论与认知理论的不同点。
3. 简述社会学习的四个过程。
4. 比较成人教育模式与儿童教育模 式的不同点。
5. 列出在教学中评判学生操作技能的标准。

六、论述题

1. 举例说明在护理教育中如何应用斯金纳的强化原则和强化程序。
2. 举例说明在护理教育中如何应用人本主义理论。
3. 举例说明在护理教育中如何应用操作技能的教学原理。

参考答案

一、名词解释

1. 准备律：当准备对某个刺激做出反应时，任其产生反应就会使之感到满足；当不准备对某个刺激做出反应时，强迫其做出反应则会产生苦恼；若正准备对某项刺激做出反应时，由于外界因素阻挠而不能反应时，也会感到苦恼。
2. 正性强化：即指某种具体行为的后果，或者说效果是积极的，就能增进该行为重现的概率。
3. 合作学习：是小组成员按照一定的互动结构进行相互学习的系统学习方法。
4. 认知：认知一词常被用于描述内在的思维过程，例如：思考、学习、记忆、领悟、感知及运用知识解决问题。

5. 社会学习：又称观察学习，它出现在个体通过观察他人的行为而进行学习时，换句话说，通过榜样进行学习。
6. 学习动机：是指引起和维持学生的学习活动，并使学习活动朝向某一目标的内部动力。学习动机是一种对学习的需要。
7. 技能的迁移：指一项技能对另一项技能产生积极、促进的作用或消极、抑制的作用。

二、填空题

1. 桑代克　斯金纳
2. 应答性行为　操作性行为
3. 先快后慢
4. 情感　态度　价值观
5. 过程设计
6. 儿童　成人

三、单项选择题

1. B　2. A　3. D

四、多项选择题

1. CD　2. B E　3. ACD　4. CDE　5. ACD　6. BC　7. ABC

五、简答题

1. 答：(1) 斯金纳认为有机体的学习行为可分为两类，一类是应答性行为，另一类是操作性行为。
(2) 应答性行为是由已知的刺激所引起的反应，可写成公式 S(刺激)→R(反应行为)。(举例说明)
(3) 操作性行为则没有已知的刺激，而是由有机体自身发出的，因而操作性行为亦称为自发性行为，可写成公式 R(反应行为)→S(刺激)。(举例说明)
(4) 以上两种学习行为对生物体的生存和发展是同等重要的，但斯金纳更强调操作性行为，因为操作性行为可以作用于环境，所学习到的行为可以控制事件的发生，以满足自己的需要。(举例说明)

2. 答：(1) 行为主义理论以简化论、分析的思想、原因与结果的解释方法和宿命论的观点解释人的学习行为。(要具体说明)
(2) 认知理论以膨胀论、综合的思想、目的论的解释方法、自由意志论的观点解释人的学习过程。(要具体说明)

3. 答：(1) 注意期：在这一期，学习者开始集中注意榜样，观察榜样的行为模式。此期的学习可受到榜样的特征、观察者的特点以及他们之间的关系的影响。
(2) 保持期：在这一期，学习者记住了榜样的行为并在大脑中回忆行为的执行过程。
(3) 动作形成期：在这一期，学习者真正能够执行所观察到的行为，并且能够通过自我观察，评价自己行为的精确度，并进行矫正和反馈。

(4)动力期：在这一期，学习者通过强化的作用来增强学习效果。

4. 答：(1) 儿童教育模式和成人教育模式在学习者的概念、学习者的经历、学习的意愿、学习的倾向性、学习的动机等方面有所不同。

(2) 儿童教育模式中学习者是依赖型的，学生的经历对学习几乎没有作用，学习的意愿与年龄相关，课程设置以内容为中心，学习的动机是外在的。(要具体说明)

(3) 成人教育中学习者是自我定向型的，学生的经历对学习有很大的作用，学习的意愿与需要相关，课程设置以任务为中心、以问题为中心，学习动机是内在的。(要具体说明)

5. 答：由低到高的标准是：

(1) 感知能力：对学习的内容有良好的感知能力。

(2) 准备状况：学生已做好学习操作技术的准备。

(3) 模仿：在指导老师的指导下进行操作。

(4) 自然化：表演灵活自如、习惯化。

(5) 演示：能进行典型的熟练表演。

(6) 适应性：能够将技能适应于各种情境。

(7) 创造性：创造新的操作技术，以适应环境或条件的变化。

六、论述题

1. 答：(1) 应用强化原则：①强化是操作性条件反射的一个基本原则；②正性强化的定义(要具体描述)；③通过正性强化可使学生获得更多的快乐、更强的自尊和自信，从而促进成功的学习。护理教师也应更多地应用正性强化的原则(举例说明)。④强化消退和惩罚等其他强化方法的应用(举例说明)。

(2) 应用强化程序：①不同的强化程序可导致不同的反应速度；②在固定间隔强化中，强化之间间隔越短则对学习行为的保持越有效(举例说明)；③变化间隔的强化比固定间隔的强化方式更有效(举例说明)；④在比率强化中，变化比率这种类型可以提高反应的速度(举例说明)。

2. 答：(1) 重视师生关系：教师应该真诚地面对学生，信任并接受学生，同时能够从学生的角度来理解事物。(举例说明)

(2) 让学生参与教学活动：护理教师应该让学生参与决策，以便促进学生个人价值感的发展。(举例说明)

(3) 接受学生具有个体差异：教师应该持续地意识到尽管学生经过了相同的训练，他们仍然是不同的个体，应该鼓励他们保持独特的态度和价值观，而不是成为一个遵奉者，成为均一的产品。(举例说明)

(4) 教师是帮助者和促进者：教师的角色是帮助者和促进者，而并非是信息的传递者。(举例说明)

(5) 重视课堂气氛：教室的气氛应该使学生感到平静并且是一个具有心理安全感的环境。(举例说明)

(6) 使用学习合同：这可以为学生提供对自己学习负责的机会。(举例说明)

3. 答：(1) 提供一个有助于学习的环境：使学生能在轻松愉快、没有风险和应激的气氛中学习各项操作技能。

(2) 进行技能分析:确定分项技能和技能单位,使复杂的技能得以简化。

(3) 明确操作程序:熟记每项技能的操作程序有重要的意义。

(4) 评估学生的起点行为:学生的背景经历不同,其操作技术的起点行为也不同。

(5) 以正常速度进行示范:由教师亲自演示或以电影、录像代替,使学生获得有关操作的整体印象。

(6) 采用整体学习或分项学习的方法进行操作技能的教学:所谓整体学习,就是教给学生一项技能,并让学生从头到尾进行练习;而分项学习是把一个技能分解成许多分项技能。

(7) 安排足够的练习时间:集中练习就是持续练习一项技能,直到学会为止;而分段练习是指一项技能的练习要延续一段时间,中间有间隔时间。

(8) 为学生的操作提供增强性反馈:反馈是学习操作技能的关键。

(9) 促进技能的迁移:通过指出相同点的方法促进类似技能的迁移。

(要求对每项举例说明)

(丛笑梅　吴瑛)

第三章　课程与护理专业课程设置

学习目标

在完成本章的学习后，学生应能：

1. 陈述下列概念：课程、学科、教育目标；
2. 比较常见课程类型；
3. 复述常见课程模式——系统模式、行为目标模式、过程模式和文化分析模式的主要内容；
4. 分析行为目标模式的优点和局限性；
5. 阐述课程设置的原则及在护理教育中的应用；
6. 分析影响课程变化及革新的因素。

重点、难点解析

第一节　课程的定义与发展

一、课程的概念

课程广义的定义是指为了实现各级学校培养目标而规定的所有教学科目及其目的、内容、范围、分量和进程的总和。狭义的定义是指根据教学目的而划分的教育内容的各门科目(对学生而言是为从学校毕业取得学位而学习的科目)。对课程概念的理解不同，则对课程进行研究时所涉及的对象也不同。有的研究者以单一学科为研究对象，有的则以全部学科领域为研究对象。

课程在学校教育中具有重要的意义。首先，课程作为学校育人的规划，是实现教育目的、培养合格人才的重要保证。其次，课程是受教育者认识世界的“桥梁”或“中介”。第三，课程是教师和学生开展教学活动的基本依据。

同时也应强调，课程不是静止不变的，而是不断变化发展的，并且需要对其不断评估，在采纳新思想的基础上对课程不断修改，得以完善发展。

二、课程的类型及在护理教育中的应用

从不同的视角去认识课程，可将课程分为各种类型。追溯课程的发展过程，有四种类型的课程普遍受到重视，即学科课程(分科课程)、活动课程、综合课程和核心课程。这四类课程的形成都受到一定教育思想的影响。

1. 学科课程　所谓学科，是为了教学的需要，把某一门科学的内容加以适当的选择和排

列，使它适合于学生身心发展的阶段和某一学校教育应达到的水平。这种依据教学理论组织起来的科学知识的完整体系，称为学科。

学科课程，又称分科课程。主张学科课程的理论家认为：各门学科的逻辑体系反映了客观事物和现象的本质，学校要使学生正确认识客观世界，就应根据各门学科知识固有的逻辑体系来加以组织，应当把各门课程包含的事实、法规、结论都配置在一定的程序和系统中。教育者应按照各级各类学校的教育目标，各门学科的现有水平和受教育者的接受能力预先编定学科课程，应用教学大纲和教科书限定学科课程的内容。

学科课程具有科学性、系统性和规律性，而且具有强大的生命力。但是学科课程也存在着一些缺点，如：分科过细，容易忽视学科间联系；强调知识体系，忽略学习者因素。

2. 活动课程　活动课程的理论依据是实用主义教育哲学，认为教育不是为未来的生活做准备，而主张“教育就是生活”，“教育就是经验的不断总结”，“教育是一个社会过程”。活动课程则主张采用以学习者为中心的课程。活动课程的基本出发点是学习者的兴趣和动机，它利用学习者的某些学习动机作为组织教学的基础，而不是以学科作为课程的基础。活动课程的范围和教材的选择，与学习者表现出来的兴趣和关心程度有直接关系，而且是围绕学习者的动机进行的。

活动课程的缺点在于不能为学习者提供系统的文化科学知识，缺乏系统性和连贯性，并有很大的偶然性和随机性。关于学科课程和活动课程的区别，见教材表 3－1。

3. 综合课程　又称广域课程。它在实行分科教学的基础上，采用合并相邻领域学科的办法，把几门学科的教材组织在一门综合的学科中，产生了一种综合课程。综合课程除了具有减少分科的优点外，还比较容易结合实际生活。但也存在着以下困难：如教科书的编写和师资问题等。

4. 核心课程　是以社会的需要为中心，它虽然不主张以学习者的兴趣和动机作为课程编订的基本出发点，但是比较倾向于打破学科间的界限，以学习者的活动作为教学的形式，不过活动的内容不是由学习者自己决定或者仅在表面上由学习者决定，实际上是由教育者按照社会的需要来决定课程的。在一定时期内，学习者的学习有一个中心，这样编订的课程就叫做核心课程。

上述课程类型被广泛地应用于护理教育中，目前有关护理专业的课程基本分为三种类型，即以学科为基础的护理课程、综合性护理课程和以能力为基础的护理课程。以学科为基础的护理课程是护理教育中传统的课程模式，全部课程按学科分设；综合性护理课程，即把不同学科的内容按问题或人体系统进行组合，从而形成了一种与新的教育目标相一致的结构体系，实行跨学科的综合。可采用论证法、操作法和以问题为中心的综合性课程三种方法进行综合；以能力为基础的护理课程，即根据国家卫生事业的目标和服务的需要，以及发展卫生服务的策略来确定护理人员的预期能力，并根据不同阶段应达到的预期水平，采用促使学生更快成长的方法来传授知识和经验。

第二节　课程模式的类型与内容

根据对课程定义的不同理解及所信仰的不同教育思想，教育学家们发展了多种课程模式。重点理解四种常见课程模式，即系统模式、行为目标模式、过程模式和文化分析模式。

一、系统模式

课程的系统模式是将一般系统理论的观点应用于课程设置过程的产物。它是将课程设置过程视为一个开放的系统。该系统的输入部分是学校及教师所具有的教育思想、观念、理论等。过程部分指的是根据一定的知识技能，将这些思想和观念转化为具体的并准备实施的过程，这个转化过程就是“课程设置”过程。输出部分则是预期课程，包括教学计划、教学大纲、教学材料和教学活动的安排。同时，输出部分还对输入部分进行反馈，判断输出的预期课程是否与输入部分的教育思想和观念相一致，是否在转化过程中由于某种因素的影响而改变了原来的思想和观念。如果出现这种情况应进行调整。

由于人们教育思想、观念和有关知识都在不断地变化，因此，课程设置系统处于一种循环往复的过程中。而且，课程系统是一个开放的系统，随着社会的发展、科技的进步，以及心理学及教育学本身的不断完善，课程系统也在不断发生变革。

二、行为目标模式

行为目标模式的创建人 Tyler 认为课程设置过程包括四个主要方面：即目标、内容、方法和评价。Tyler 的行为目标模式强调用描述学生行为的词语来阐述目标，学习的目标是对学生行为发生变化的陈述，对学习结果的评价是看学生是否达到了预期的目标。

1. 目标　教育目标的确定可以保证教学活动始终按计划向预期目的进行，也是组织教学内容，确定教学方法的前提和依据，又是评价教育结果的标准。教育目标按照目标的大小和层次可分为教育的总体目标、第二层次的目标和特定的行为目标。确定教育目标的具体步骤是：①确定教育的总体目标；②确定第二层次的目标；③根据第二层次目标，确定特定的行为目标。学校教育目标的来源包括学习者本身、社会的需求和学校的哲理。

教育目标具有相关性、明确性、可测量性及可行性的特点。

教育目标由三部分构成，即有一个表明学习者行为的动词；学习者实现目标所需具备的条件；评价学习者行为的标准。

Tyler 的行为目标模式产生后，许多教育学家对教育目标进行了分类研究。他们把教育目标划分成三个主要领域，即①认知领域；②情感领域；②精神运动领域。从而使教育工作者在考虑教育目标时能够更加清晰和明确，在描述目标时，能够用更精确的语言更有效地对目标进行评价。认知领域涉及的是一些心理及智力方面的能力和运算。按认知领域的复杂性，分为从知识、理解、应用、分析、综合到评价六个水平。情感领域的目标涉及的主要是各种态度、价值观和鉴别力。其水平划分从低到高，依次为接受、反应、赋予价值、价值观念组织化及价值体系的性格化。精神运动领域的目标主要涉及的是各种精神运动技能，其水平从低到高依次为模仿、操作、精确、连接和自然化。

2. 内容　Tyler 认为教师的作用在于安排一定的情境，以帮助学生达到预期目标。因此，选择课程的中心问题可归结为如何安排各种情境，以保证使学生获得他们所期望的学习经验。课程必须具备如下特征：①这些课程能发展学生的智力；②有助于获得构成各种知识的原理、原则，以及这些原理和原则的各种实验、证据、观念、事实等；有助于发展学生的社会态度和兴趣。

3. 方法　要使课程组织有成效，必须符合连续性、程序性、统合性三条标准。连续性指的是在课程设置上应使学生对于所学的能力或技能有不断重复练习和继续发展的机会。程序性指的是后面的课程必须在前面课程的基础上更加广泛和深化。统合性指的是横向联系，它考虑各种课程的关联性以及学生行为与所学内容的统一和连贯，即把学生某一学科的能力作为学生全部能力的重要环节并加以促进，而不是把它作为孤立的能力。

4. 评价　指的是如何评价课程的效果。只有通过评价，才能发现课程在哪一方面产生了效果，在哪一方面还有待于改进。并且评价至少需要两次，一次是在教育方案实施前期，另一次则在教育方案实施后期，这样才能测出变化的程度。评价不等于课程的考试，还要通过观察、谈话、收集学生作业等方式来进行。评价的结果还应该有合理的解释。

行为目标模式有其独特的优越性，对课程设置有广泛的影响，但模式本身也存在不足之处。

三、过程模式

英国教育家 D. S. House 认为，学校的教学活动至少包括四个过程：①传授知识；②发展社会准则和价值观；③训练；④教导。这种模式比较适合于那些以知识和理解为中心的课程领域。课程必须具备课程设计方面原则、经验学习方面原则和相关性的调整原则。

行为目标模式与过程模式有着明显的差别。（详见教材表 3 - 6）

课程的过程模式本身存在着许多缺点和不足。在实践过程中，这种缺点表现在两个方面：①难以对学生的学习情况进行评价；②这种模式对教师的要求太高，它要求教师极其熟练地把握各学科的各种概念、原理和标准。

四、文化分析课程模式

文化分析模式以使用文化分析为基础来设置课程，文化被定义为社会生活中的一切，教育的目的在于使下一代获得我们所认为的文化精髓。文化分析是一种从文化中选择的过程，根据文化分析，Lawton 认为课程设置过程中应考虑以下四个方面。

1. 社会存在的形式是什么？
2. 社会是以何种方式发展的？
3. 社会成员希望社会如何发展？
4. 教育的方法与何种价值观和人生观相关联？

文化分析模式包括五个阶段：①文化固有因素；②文化可变因素；③文化的选择；④心理的问题和理论；⑤课程组织。

Lawton 的文化分析模式应用在护理课程设置中，文化作为决定课程的基本因素，应包括：①国家作为一个整体拥有的信念、价值和思想；②地方文化，即该地区独特的文化特异性、健康及疾病情况、失业率、多文化差异等许多因素；③护理作为一门独立学科所固有的理论、信念及思想体系。上述三方面文化因素共同作用产生了课程设置的基本原则及哲理，同时要考虑不同年龄阶段心理的作用及影响。

第三节　课程设置的原则及在护理教育中的应用

一、课程设置的原则

课程设置包含四个阶段：指导阶段、形成阶段、功能阶段、评价阶段。四个阶段相互依赖，相互发展。每一阶段的设计会影响到下一阶段的设计。

1. 指导阶段　为整个课程设置过程提供了明确的方向，是其他三个阶段的基础，也是课程形成的保障。这一阶段的核心工作是确定有关哲理、理论、概念及知识的具体内容，因此需要收集大量的信息资料、参考文献，以做出决策，并且能够为以后的各阶段提供指导。同时，要求全体教员有效参与和支持。

指导阶段有四个部分：护理哲理、统一术语、培养目标、概念框架。

指导阶段主要特点是勾画出课程设置的方向，并不制定具体讲授内容。在指导阶段制定出明确的目标后，下面的阶段就可以通过小组或个人制定具体内容。

2. 形成阶段　是根据指导阶段的课程设置方向，制定每一部分的具体内容。它包含三部分：①教学大纲的形成；②确定层次目标与科目目标，课程内容一览表。指导阶段决定了如何有效地选择课程，它是护理课程计划的基础。形成阶段中所确定的内容或设置内容的成败与指导阶段各个步骤的完成情况直接相关。

3. 功能阶段　体现了课程设置中教育者的具体行为。一般来说，它是课程设计过程中的实践阶段，它把前两个阶段的内容付诸于实践。功能阶段包含三方面的内容：①课程内容说明；②教学方法及学习实践；③学习的有效性。功能阶段为教员创造性地应用指导阶段和形成阶段的结果提供了机会。无论课程是个人授课或小组教学，全体教师都有责任运用经验及职业判断力来确定什么样的课程是可行的。

4. 评价阶段　作为课程设置过程中的最后阶段，对课程计划完成程度进行分析，评价的手段及方法是衡量学生是否最终达到了教育目标及哲理所规定的范围。它包含三方面的内容：①输入评价；②过程评价；③输出评价。

三、课程设置在护理教育中的应用

1. 计划课程设置应考虑的因素

课程设置进行具体计划时需注意以下几个因素。

(1) 课程设置的总体结构应反映教育方针。

(2) 护理哲理的主张，尤其是那些与护理及学习有关的哲理，应作为指导方向。

(3) 所有课程应包括一般教育、支持学科和护理学。这三方面需要按比例组合。

(4) 所有课程排列顺序应考虑到某一课程科目中必要的知识水平。指导阶段的理论框架对这种科目目标有很大影响。

(5) 充分评估课程的参考资料。

(6) 明确区分护理学与其他领域的知识，以确定适当的支持课程。

2. 护理课程设置模式

常见课程设置模式的特点：①“建筑式”课程设置模式表示基础学科在四年制中前两年修完，后两年护理学课程则是建立在前述必需的知识基础之上。②“渐进式”课程设置模式表示大多数基本学科要求前两年修完，同时有一部分护理课程亦要求修完。在这种模式中，前两年所学的护理学内容主要是一些不需具备某些基础学科知识的那部分。随着课程的进展，护理学必修课比重增加而其他学科内容比重下降。③“平行式”课程设置模式是指在规定修业年限中基础学科课程与护理学专业课程同时开课，以一定比重同时修完。

三、课程科目大纲的制订

课程科目大纲是帮助学生及教师了解某一课程概况，为保证其有效性，课程大纲必须在授课前制订，并由学生讨论通过。它包括课程综合描述、课程目标、课程内容、教授方法及评价方法，并且也指出它们之间的关系。从另一角度说，课程大纲反映课程设置过程中形成阶段与功能阶段各部分内容的总结。

制订课程科目大纲应遵循以下原则：课程目标合理，明确课程内容各部分之间的关系，澄清评价方法与教授方法的异同点，分清主次，认识关键所在，确认课程内容的顺序，树立课程评估的整体性观念的原则。

四、课程设计小组的设立及作用

建立特定的课程设计小组是发展新课程的第一步，对发展课程计划非常重要。课程设计小组成员必须包括受新课程影响的绝大多数护理人员的代表。同时需考虑代表与组织规模间的平衡。建立课程设计小组应考虑的关键因素之一就是对新课程的最终接受力。组成课程设计小组后，下一步就是组织机构的建设及工作程序。

在课程设计小组成员中，应该包括教育的领导者，领导者有能力了解课程设想如何进行并提出建设性的建议，这些建议应该在一开始就反馈到组织中，以免后来发展课程计划时出现严重缺陷。

课程设计小组组成后，就应该认真开展工作，有价值的课程设计小组，往往从认识课程的基本概念和课程术语开始，了解课程设计的模式。课程设计过程的下一阶段是建立发展课程的原则，这个原则是由小组成员所制定的，由课程主要概念相并联的哲理和价值观所组成，这将成为以后进一步发展课程研究的基础。

“集体自由讨论”的方法是指小组的每位成员自由发表对护理课程主要原理和概念的初步认识，这种方法有助于发展课程原则。

第四节　课程的变化与革新

护理专业课程的变化与革新集中体现在，曾经认可的某些行为目标，经过长期的实践过程，现在已开始放弃。并且在开展继续评价课程、经验学习、护理程序、护理模式及计算机辅助教学等方面取得了重大进展。在病人护理、护理教育、课程设置、课程效果等方面也进行了质量评价，这些对护理课程的革新产生了重大影响。

护理专业课程的变化与革新的速率、规模、程度、连续性和方向都有其显著的特点。课程变化与革新的速率以快速为特点；课程变革的规模，其大小很难进行监测；课程变革的程度，在根本与表浅的范围间波动；课程变革的连续性一直倾向于渐进性的变化方式；课程变革的方向也从永久性的线性变为暂时性的环形。

一、影响课程变化及革新的因素

1. 护理教育领导者的作用　护理教育领导者在课程革新方面占有重要的地位，其作用不仅限于行政管理和现有系统的有效运转，而且还涉及新观点及新政策的革新。护理教育领导者的领导方式、决策形式将对课程变化和革新，以及对整个学院的风气产生深远的影响。护理教育领导者的决策形式基本上包括以下四种:“宣布”决定、“推销”决定、“磋商”决定和“参与”决定。

2. 学院风气　各种护理学院的风气差别很大,有些学院的风气活跃,充满热情和新观念,而另外一些护理学院则风气保守,仅仅维持一种传统性的现状。课程革新更可能发生在那些不过分强调等级权力的学院,因为那些学院强调自治。

一个健康的机构有以下几个特点:目标集中、适当的交流、最佳的权力利用和资源利用、凝聚力、士气、革新性、自治、适应和有效地解决问题。

此外,影响课程变化及革新的因素还包括社会健康需求、健康资源与服务、经济发展、专业任务、教师价值观、教师能力、学生特点以及财政支持等。

二、课程变化和革新的方针

1. 课程改革的一般过程　课程改革的一般过程是:由专家学者和课程理论家组成课程设计小组,通过对具体的课程问题如一门学科现存的问题和应该达到的标准等进行调查研究,提出一套解决的办法,从这些解决办法中产生出新的课程计划或方案,然后把这些方案拿到学校中去实验,经修改后,向全国推广。

2. 课程革新的三种策略

(1) 由权力较大的机构进行课程革新,革新的目标主要是指教育结构内部,交流是单向的,即从权威部门到职业实践者。

(2) 革新的目标是教师集体的态度、价值观和意见。交流是双向的,即在专家和实践者之间进行,但是属于非指导性的。

(3) 革新的目标是单纯变革课程,能够取得专家的支持,交流是单向的,常常由有关课程革新的讲座、书籍及录像组成。

3. 促进课程变革的方针政策

(1) 努力与机构内的支持力量合作,而且避免与阻碍变革的力量作对。

(2) 组织一支能够自我激励的变革同盟军。

(3) 与机构内部的积极因素合作,避免与机构内部的消极因素合作。

(4) 保证与变革小组合作的人员参与,并使参与者拥有自由和权力完成指定的变革。

(5) 努力促使课程变革小组的人员参与变革项目。

(6) 努力使课程变革小组的合作人员免受不必要的压力和紧张。

三、课程革新后的推广

新的课程方案一经产生,接下来的任务就是要把它拿到某些学校中去实验。但在大规模的课程改革中,新的课程方案在小样本实验中是成功的,然而把它们用于全国范围,这种成功性往往就不明显了,因此必须采取一些相应的措施,如:制定时间表、推广计划、建立实验基地、大造舆论和培训干部。

四、生物心理社会医学模式对护理教育变革的影响

随着科学的发展,健康观念的转变,生物医学模式已越来越不能满足人们的健康需要。病人在以生物医学模式为中心的护理中得不到整体性帮助,然而以生物心理社会医学模式为中心的护理则可以为患者提供全面的帮助。生物心理社会医学模式包括许多学科,如心理学、社

会学和人类学，这些学科能为病人的健康问题提供整体的解决方法。这些方法是把不同专业的知识和不同学科的问题模式结合在一起，可以为病人提供有关健康的帮助及建议。

生物心理社会医学模式对我们护理课程的变革具有重要的意义，它为护理教育提供了振奋人心的前景，它把护理教育从统治课程数十年的生物医学模式的桎梏中解放出来。现代护理需要护士为病人提供生理、心理、社会广泛内容的护理，更有效地运用整体护理于护理实践中。

练习题

一、名词解释

1. 课程(广义)　　2. 学科　　3. 教育目标

二、填空题

1. 目前护理专业课程基本分为三类，即以学科为基础的护理课程、____________和以能力为基础的护理课程。
2. 确定学校目标的三个来源是：学习者本身、社会需求和____________。
3. 课程设置包含四个阶段：指导阶段、____________、功能阶段和评价阶段。
4. 追溯课程的发展过程，有四种类型的课程普遍受到重视，即________、活动课程、综合课程和__________。
5. 教育目标应具有相关、__________、可测量及__________的特点。

三、单项选择题

1. 在下列课程类型中，以社会需要为中心的课程是
   A. 学科课程
   B. 活动课程
   C. 综合课程
   D. 核心课程
2. 按照课程的行为目标模式，课程设置的四个主要方面中的核心部分是
   A. 目标
   B. 内容
   C. 方法
   D. 评价
3. 在情感领域目标范畴内，其水平由低到高依次为
   A. 接受－反应－价值观念组织化－赋予价值－价值体系的性格化
   B. 反应－接受－赋予价值－价值观念组织化－价值体系的性格化
   C. 接受－反应－赋予价值－价值观念组织化－价值体系的性格化
   D. 反应－接受－价值观念组织化－赋予价值－价值体系的性格化
4. 中国的孔子将奴隶制文化典籍加以整理，分为礼、乐、射、御、书、数几方面，称为“六艺”，这是最早的
   A. 分科课程
   B. 活动课程
   C. 综合课程
   D. 核心课程

四、多项选择题

1. 按照课程的系统模式，课程设置作为一个开放的系统，其输入部分是
   A. 学校具有的教育思想
   B. 学校设置的各种课程
   C. 学校主张的教育观念和理论
   D. 学校制定的教学计划和教学大纲
   E. 学校安排的教学活动
2. 在下列动词中，能够反映教育目标一认知领域中知识水平层次的是
   A. 应用
   B. 区分
   C. 陈述
   D. 比较
   E. 背诵
3. 关于行为目标模式，下列叙述正确的是
   A. 使教育的领域变得广泛
   B. 能够促使教师更加详细地检验目标
   C. 促进了教育的差异性，忽略了同一性
   D. 能够帮助学生进行自我指导性学习
   E. 能够为学生的学习提供明确的方向
4. 关于活动课程的叙述，正确的是
   A. 教育就是生活
   B. 课程的中心是学习者
   C. 课程可预先编定
   D. 课程有很大的偶然性和随机性
   E. 忽视了各学科间联系，分科过细

五、简答题

1. 请列出确定教育目标的三个步骤。
2. 请列出制定课程科目大纲的六条原则。
3. 请简述在确立学校教育目标之前应评估的内容。

六、论述题

1. 请从理论依据、课程的中心、基础、作用、特点以及优缺点几方面比较学科课程与活动课程。
2. 举例说明 Tyler 行为目标模式的优点和局限性。
3. 请举例说明生物心理社会医学模式对护理教育变革的影响。

参考答案

一、名词解释

1. 课程(广义)：课程是指为了实现各级学校培养目标而规定的所有教学科目及其目的、内容、范围、分量和进程的总和。
2. 学科：依据教学理论组织起来的科学知识的完整体系，称为学科。
3. 教育目标：教育目标是指教师所预期的学生的变化。

二、填空题

1. 综合性护理课程
2. 学校的哲理
3. 形成阶段
4. 学科课程　　核心课程
5. 明确　　可行

三、单项选择题

1. D　　2. A　　3. C　　4. A

四、多项选择题

1. AC　　2. CE　　3. BDE　　4. ABD

五、简答题

1. 答：
   (1) 确定教育的总体目标；
   (2) 确定第二层次的目标；
   (3) 根据第二层次的目标，确定特定的行为目标。
2. 答：
   (1) 课程目标合理；
   (2) 明确课程内容各部分之间的关系；
   (3) 澄清评价方法与教授方法的异同点；
   (4) 分清主次，认识关键所在；
   (5) 确认课程内容的顺序；
   (6) 树立课程评估的整体性观念。
3. 答：
   (1) 学生背景，包括年龄、文化程度、地区、学习态度、动机等；
   (2) 学校宗旨及教育思想；
   (3) 学校教育层次；
   (4) 学校硬件及软件条件，包括教学资源、教学设备、教师队伍等；
   (5) 社会需求。

六、论述题(答案要点)

1. 答：

学科课程与活动课程的比较

比较项目	学科课程	活动课程
理论依据	教育是未来生活的准备	教育就是生活，是经验的不断总结，是一个社会的过程

续表

比较项目	学科课程	活动课程
课程的中心	学科	学习者
课程的基础	学科	学习者
课程的作用	把各门学科中的科学概念、基本原理、规律性和事实教给学生	帮助学习者解决他们当前认为重要的问题,并且扩展和加深他们已有的兴趣
课程的特点	可预先编定	不可能预先编定
课程的优点	科学性、系统性、规律性	注重学习者,与学习者实际生活联系紧密
课程的缺点	分科过细,忽视各学科间联系;忽略学习者因素	缺乏系统性和连贯性性;有很大的偶然性和随机性

2. 答:

行为目标模式的优点和局限性

优　点	局限性
1. 为学生学习提供了明确的方向	1. 使教育的领域变得狭隘
2. 促使教师更加详细地检验目标	2. 确定高水平的目标很难,因此学习只集中在低水平的目标上进行
3. 通过观察学生的行为,使学生较容易达到目标	3. 要在情感领域确定明确的目标几乎是不可能的
4. 目标可以帮助学生们进行自我指导性学习	4. 忽视了对不可预测的结果进行指导
5. 为课程设计提供了一个比较合理的系统	5. 不可能陈述每一个学习结果的目标
6. 学生更喜欢有明确的目标来指导其学习生活	6. 只能反映训练的领域,不能反映教育领域
7. 可以为不同机构相似课程的比较提供基础	7. 只促进同一性而忽略了差异性
8. 为教师提供了评价学生行为的系统	8. 对个别教师及个别学生应有不同的目标

(举例略)

3. 答:

病人在以生物医学模式为中心的护理中得不到整体性帮助,然而以生物心理社会医学模式为中心的护理则可以为患者提供全面的帮助。生物心理社会医学模式包括许多学科,如心理学、社会学和人类学,这些学科能为病人的健康问题提供整体的解决方法。这些方法是把不同专业的知识和不同学科的问题模式结合在一起,可以为病人提供有关健康的帮助及建议。这个模式认为只有病人具备关于健康和动机的基本知识,再加上一系列有关健康的信念后,病人才会接受某些形式的健康行为。同时,医学社会学也为我们的健康保健知识做出了贡献。

生物心理社会医学模式对我们护理课程的变革具有重要的意义。如果护理学院采纳这一模式,就应开设该模式所涉及的相关课程:如人类学、社会学和心理学等课程。同时也为护理教育提供了振奋人心的前景,它把护理教育从统治课程数十年的生物医学模式的桎梏中解放出来。现代护理需要护士为病人提供生理、心理、社会广泛内容的护理,更有效地运用整体护理于护理实践中。

(举例略)

(陆虹)

第四章　教学方法与技巧

学习目标

在完成本章的学习后，学生应能：

1. 解释下列名词：教学方法、讲授、演示；
2. 介绍常用的教学方法与教学技巧；
3. 简述经验学习的过程；
4. 举例说明经验学习的分类水平；
5. 解释以问题为基础的教学法的教学目标；
7. 阐述以问题为基础的教学法对护理教育的意义；
6. 讨论常用的教学方法、教学技巧和辅助教学手段的特点；
7. 主动在教学活动或健康教育实践中应用有效的教学方法与技巧。

重点、难点解析

教学方法是指师生为完成一定教学任务所采用的活动方式。在教学过程中，教学内容的展开，智力活动及操作技能训练，总要有一定的方式/技巧，不同的方式或不同的技巧及其不同的排列组合，便形成不同的教学方法。

教学方法不仅受教学目的和教学内容的制约，同时还受到社会生产力发展水平的制约。当今社会正处于信息瞬息万变，科技迅猛发展的时代，要求人们更新知识的速度加快，为适应形势的需要，也为更好地调动学生的主观能动性，变被动学习为主动学习，进一步发展学生的评判性思维活动，增强学生的创造性和自主性出现了多种方法。

普通学校的教学方法有讲授、演示、实验、课堂练习、课外练习等。护理教育作为一种包括成人教育在内的多层次多轨道的教育，教学方法亦为多样，如课堂讲授法、小组教学法、经验学习法、以问题为基础的教学法、个别辅导、开放式学习、咨询等。每一种教学方法都有其不同的特点。理解并分析常用的教学方法与教学技巧的特点是本章学习的重点，最终目的在于能选择性应用有效的教学手段，提高教学效果。

第一节　课堂讲授法

一、讲授法的特点

讲授法是指教师运用语言向学生系统而连贯地传授科学文化知识的方法，其最大的优点就在于能在较短的时间内传递较丰富的知识，容量大，效率高。尤其当学生人数多，讲授内容丰富，时间又短的情况下，讲授法尤为重要。讲授法作为一种很重要的教学手段，经久不衰，与其他方法相比，具有其独特的优缺点。现总结如表 4－1。学员还可以结合自身体会进行总结、分析。

表 4－1　讲授法的优点与缺点

	内　　容
优　　点	1. 一个教师能与许多学生交流 2. 介绍新课题 3. 介绍课本里没有的新知识 4. 教师把题材系统化后讲授给学生 5. 给学生一个对方能建立的框架 6. 优美生动的讲授能提高学生的主观能动性
缺　　点	1. 讲授不能照顾个别学生的需要 2. 讲授的进度不一定适合所有学生 3. 教师可能会存在明显偏好 4. 学生在很大程度上是被动的 5. 学生得到的是“第二手”资料 6. 学生的注意力逐渐减弱

为了理想的教学效果，我们主张采用多样化的教学手段。

二、制定讲授计划的过程

教师在选择讲授法进行特定题目讲授之前，需着手制定讲授计划，并考虑下列与计划有关的因素。

（一）影响讲授计划的因素

1. 学生因素　学生所学的课程类型是需要考虑的首要因素。护理专业课程的内容不仅限于“注册”护士考试的内容，并且要具备相当水平的专业理论和实践技能。在多层次多轨道的护理专业教育中，教师只能将教学目标定在中点，因为要使讲授适合于每一个学生是件很困难的事。对那些处于两个极端的学生则需要配合个体化的指导，以保持其学习热情促进其长进。学习班的大小也将影响计划的类型。

2. 题材因素　所选题材的培养目标对讲授计划将会产生极为深远的影响。如果确定题材目标主要是与学习精神运动技能或是态度的改变有关，那么讲授法就不是这些题材的最好的教学方法。但是，在学生进行实践之前给他们演示精神运动技能或是在小组讨论之前先介绍病案或某一特定问题时，仍然可以采用讲授法。

3. 环境因素　环境因素不仅仅包括视听教材、黑板等教学辅助用品，也包括学习场所等因素在内。

4. 心理因素　在制定讲授计划时，需要考虑学习者的许多心理因素。讲授内容的组织要有逻辑性，富有意义。讲授顺序的安排应从简单到复杂、从具体到抽象、从已知到未知。在讲授过程要不断地改变活动方式并注意给学生一定的刺激，以保证听讲者的注意力。在讲授结束时要进行重点内容的重复，起到举一反三的作用。此外，要注意建立良好的师生关系，以促进授课计划的实施过程。

（二）课堂计划

每一节课都需要一份详尽的课堂计划才能保证预想的学习效果。课堂计划的基本形式适用于各种形式的教学活动，所以不是授课计划，也不同于“教师的备课笔记”。备课笔记是用于提醒教师本人在讲课时要注意的某些细节。教师在没有备课笔记的情况下进行讲课是有可能的，因为教师可以依靠题材的类型及自己的经验水平来进行授课活动。但是没有课堂计划的讲授则是不允许的，因为这种做法不仅缺乏创造性，而且会令学生乏味，教学效果也会不尽如人意。

有些教育家认为，一个教师无论有多么丰富的教学经验，都应当使用备课笔记，否则很容易忘记讲授的重点。对一个刚获得教师资格的人而言，把他所要讲的内容一字一句全记下来是很有必要的，但要尽量避免照本宣科的刻板倾向。也有一些教师不喜欢用备课笔记，而喜欢把主要标题写在投影胶片上，用来激发自己对题材的记忆。

（三）解释计划

课堂计划定好以后，教师还需要花费相当的时间进行解释。首先把题目分解成几个主要部分或关键点，然后确定它们之间的关系，包括可能涉及的各种法规。

三、讲授过程

周密的计划是讲授全过程中一个重要的部分，但有了一份周全的计划并不意味着就有很好的讲授效果。讲授者在讲授过程还需要多方面的能力，例如语言的表达技巧、思维的清晰性，讲授内容的趣味性、演讲者的热情和自信等等。

四、增进讲授效果的措施

教育家认为：讲授不等于注入，讲授法与灌输法之间没有必然的联系，造成学生被动学习的原因是使用者而不在于讲授法本身。事实上，系统化连贯地讲授，本身就蕴含着一定的知识结构，经过学生们思维加工的过程，可以形成或改造学生的原有知识结构，而且讲授的“语言流”中的逻辑性，能启发学生的思路，讲授中的布疑、设问或解决问题的过程展示，均可激发学生思考或给学生以示范、启示。讲授中的论证推导过程也有助于学生掌握科学的思维方法。教师在讲授中所体现的思想、观点，所流露的情感对学生有潜移默化的影响。下面是一些能增进讲授效果的措施，供大家参考。

（一）讲授的内容

要具有高度科学性和思想性。教师所讲的内容应该是基本的具有指导性（方法性）的系统知识，并把注意力集中在如何启迪和发展学生智能的潜力上。对于高等院校，尤其是高年级的学生，要注意及时补充新信息，促使开拓学生的评判性思维。也就是说，教师所讲授的知识要少而精，强调基础性、原则性、关键性的必要知识，突出重点，解析难点。

（二）讲授者的语言

讲授是借助语言进行的，讲授的效果很大程度上取决于语言，并强调语言清晰、生动、简练、准确。心理学研究证明：讲授语言的清晰度与学生的学习效果呈正相关。除语言清晰度外，速度、音量适中也很重要，过快、过慢、过高、过低的音调都不合适。音量或音响有赖于空气撞击声带的强度，音调由声带的长度、厚度及张力决定。讲授过程合理应用声音特别是辅音，可以保证声音清晰使坐在教室最后面的听众都能听到。在讲授过程中，要注意观察听众的面部表情，并进行非语言性交流，尤其要获得最后一排听众是否听清的反馈信息。

（三）学习环境

讲授的课堂环境要求安静、清洁、明亮、空气好、座位舒适、视线清楚、师生气氛和谐。注意为学生提供身心舒适的学习环境，才能保证授课的效果。

（四）教师的行为

事实证明，教师的行为直接影响讲授的效果。教师可以运用语言进行强调，也可以用无声的手势来说明某些含意，将各种行为结合使用，会使得讲授更为生动。讲课时，教师与学生经常进行目光交流，也有助于表达兴趣和信心。但是要注意，这种眼神交流不能超过10秒钟，否则将会引起对方紧张而影响学生参与。教师应该承认自己不可能熟知某一学科的全部内容，这种诚实也是教师应具备的一种品质，如果教师能承认自己的不足，就能提高他在学生心目中的形象。同样，每位教师要有自己的表达风格，不必按部就班，强求与他人一样的方法，或成为某个理想的模型。

（五）讲授的开始与结束

在讲授伊始对其内容做一个概括性介绍，可以激发学生的兴趣并吸引其注意力。所以，采用一种生动活泼的开场白，可引人入胜，像观看演出一样，将学生带入一个新奇的境地。讲授结束是另一个重要高潮。结束性总结可以让学生抓住重点，也可以通过口头提问有关重点问题或采用某种形式的测验进行。此外，还可以预告下次讲授的内容，指导学生进行课前预习。

（六）保持注意力

实验资料证明在讲授开始10～15分钟后，学生注意力会很快下降，所以要运用各种方法保持学生的注意力。运用视觉教材是提高注意力的有效方法，尤其是色彩鲜明的幻灯片。在讲授中采用一种以小组为单位的“信息快速传递技巧”是另一种提高学生兴趣和注意力的方法。将临近的4～6名学生划为一组，进行信息的快速传递，讨论有关讲授的内容，这样很快就能得到有关信息的反馈。

另一种提高注意力的方法是让学生在讲授过程中有2～3分钟休息时间，让他们伸展放松、活动一下。在讲授的最后采用不完全填空的形式测验学生，也可以增加学生对内容的注意力。

此外，讲授速度也是引起学生注意力下降的一个重要因素。教师要有意识地进行讲授速度的训练，在正式讲授之前进行练习，并注意形成个人惯用的语言格调。

（七）维持课堂纪律

纪律在教育领域中带有权威性含义，纪律问题则是教育领域中一个极为常见的问题。有作者针对护士教师经常遇到学生上课迟到的难题，提出一条这样的“黄金原则”作为解决这个问题的准则。即不处罚上课迟到的学生，无论她迟到多少次。因为教师当众处罚迟到者的做法，不仅得不到多数学生的支持，反而会转移大家的注意力，不符合授课的真正目的，况且教师应当想到大多数学生是准时出席的，对待迟到者的最好办法是私下里找他(她)交流看法，共同寻找解决问题的办法。

另一种情况是学生在课堂上窃窃私语。许多资料表明，学生有时不同意教师的某些见解，又没有机会表达时，只好将自己的观点讲给邻近的同学听，这种做法往往会打断教师的思路，应该让学生知道，最好的做法是找个合适的时机与教师讨论自己的观点。其他违反纪律的问题，教师可根据具体情况进行恰当处理。

要讲好一堂课，教师必须有周密的计划，课前的充分准备很重要，并十分熟悉讲课的内容，真正做到“讲”而不是“念稿”。作为一名教师还需要有适当的应变能力，及时根据学生在课堂中的反馈随时调整自己的计划，采用多种技巧，充分发挥讲授法的作用。

第二节 小组教学法

一般强调“组”具有下述特性：共同的目标、相互依赖性、(小)组存在的共识、相互作用及有代表性的社会团体。“小组”的概念，并不能简单地解释为所涉及学生人数的多寡，缩小组的规模进行教学才是小组教学法的目的，这里对于小组在机能方面的解释要比结构方面的解释更有意义。一个教学小组的功能就是强调以学生为中心；为达到交流思想和感情的目的，应使学生有机会同组内的其他的成员进行面对面的相互交流，促使他们接受其他人观点的挑战；最终目标是要开阔学生们的知识领域。

“小组教学法”是护理专业教学中最常用的一种方法，是本章学习重点内容之一。学习者需全面理解小组教学法的性质、特点、目的、影响教学效果的因素等。目的在于能充分发挥小组教学法的作用，获得最佳教学效果。

一、小组的规模与性质

(一) 组的规模

组的大小会影响到组内成员间，特别是与组内各成员之间进行面对面相互交流的几率和效果。如果组内成员人数达到或超过 25 人，就很难实现各组成员之间的相互交流。为了达到相互交流的目的，必须将组再进一步划分为亚组。组的规模愈大，学生参与的机会也就愈少，每个成员为组所做出的贡献会愈小。

(二) 组的性质

在教学小组中，识别教学组和临床治疗组各自的特点是很重要的。前者的基本目标是学习特殊设置的课程，而后者则与帮助组内学员在治疗环境下得到锤炼有关。在实施中，应该将治疗组应用性课程的学习过程视为一种锻炼、培养操作技能的手段；同时，又不应把教学组看做是治疗组的同义词，因为那样做就可能致使学习组的课程内容偏离其主要目标。因此，对指导教师而言，最合理的课程安排是结合教学目标，为选择治疗组经验的学生提供适当的实践机会。

二、小组教学环境

组的规模可影响个人参与的程度及其对组的贡献大小。组的规模大小是小组教学环境的重要因素之一。除组的规模外，小组所处的物理环境、组内的心理环境同样是影响教学效果的重要因素。众所周知，学习环境将直接影响教学效果。理想的小组学习场所应该在条件允许的情况下，尽可能做到使组内气氛愉快、环境舒适。如果为学员指定专门房间作为讨论室，学生们就会将民主参与及平等和这种愉快、舒适的环境联系在一起，这对学习者是十分有益的。另外，如何安排座位与课桌也是实现物理环境舒适的重要因素之一。有多种座位安排方案可用于小组教学活动。教师可根据具体情况选择不同类型的座位安排方案。

除学习的环境条件外，学习者的心理状态也是影响教学效果的重要因素。在这方面，促进小组教学成功的最重要因素就是组内成员间的相互信赖。指定工作任务前，指导教师要花费一定的时间来加强小组的凝聚力，只有在没有个人冲突和竞争的情况下，整个小组才能有效地工作，前面所花费的时间也才会收到预期效果。有多种方式和技巧可促使小组成员之间彼此认识，相互交流。常用的技巧如下：

1. 配对练习　要求组员尽可能选择一些原先他们并不认识或熟悉的人，以成对的形式进行连续交流。待两人互相认识、相互沟通后，再要求他们分别以同样方式去发展与另一组员的相互关系，交流信息，共同分享各自在原配对组员关系发展中所得到的帮助和启迪……，持续这种配对练习直至每个人分别与全组成员均进行过接触为止。

2. 滚雪球　与配对练习时的原则一样，要求组员注意选择一些彼此不十分了解的成员配对。配对交流后，每对组员再加入到另一对中，通过两对间沟通信息相互融合，改进、丰富固有认识。然后，每 4 人一组再汇集到另外 4 人组中去，进一步讨论有关论点。这种过程使组的大小成倍地扩大，犹如滚雪球那样，直至全组成员汇聚在一起为止。

3. 模仿表演　本技巧的特点是使两两学生选择自己特别喜爱的文学作品、剧本、电影或电视中的人物，并按他（她）自己所喜欢的内容进行表演。表演者必须向全组解释如此选择的理由，并花 2 分钟时间完成上述模拟表演，该技巧也是小组成员相互认识、识别的好方法。

此外，还可以通过组内的体育活动达到彼此间熟悉的目的。教师们必须熟悉各种人际交往技巧，运用这些技巧促成组员间建立相互信赖的关系。当小组成员间彼此熟悉、相互信任时，他们就不至于因担心被讥笑而甘于沉默，在这种充满信赖和无拘束的情况下，学员们都能积极地为集体做出贡献。如果一个小组具有相互信任的气氛，那么每个成员在拥有心理安全感的情况下则会更加集中其全部精力于学习之中，而不会为抵御小组内其他成员的攻击，而耗费精力去构筑防御城池，并为此耗费大量时间。还有一种发展相互信任的重要方式，就是在每一部分课程结束时提供 5 分钟时间让组员们讨论小组活动执行情况，进行小组自我评价。

三、小组的基本过程

无论小组的性质如何，了解有关小组的基本过程，并精通这些过程，将有助于护理专业教师理解教学小组内部发生的各种事件。每个人的一生中都会扮演很多角色，其中，有些角色是属于兼职的，另有一些角色则是先后连续的，如先是儿童，随后青少年，进而成人到老年人。区分社会中的归属角色与塑造角色，十分必要。第一角色或基本角色是人们一直在扮演的，例如性角色、社会阶层角色等；而第二角色则与经济、知识及职业性质有关；第三角色是在特殊场合下的一种偶然角色。在教学小组内，角色一般被区分为“领导人”、“代理人”、“评论家”和“演员”等类似的角色。

任何集体都有一定的准则，组亦然。对小组成员的要求，期待的行为及信念就是组的准则。这些准则有的是含蓄的，有的则是明确的。准则就是全组的规则，这些规则适用于组内全体成员，执行时不应采用双重或多种标准。组本身可以发展行为规范，而这些规范常常成为小组规则。

顺从小组观点的现象称为组的顺应性，被认为是小组过程中不可忽视的因素。实验研究证明，组的压力是顺从性的强有力因素。为什么组内成员要与组内多数人的判断结果相顺应？普遍的解释是，如果组员违背了“组的法则”，他们就会担心自己的意见或见解与所谓组的意见相悖，遭受到组内的反对；而若顺应“组的决定”就可能受到赞许或夸奖。事实上，每个个体都希望自己与组内大多数有所区别；而且，如果个体在组的活动过程能提出有价值的新见解，并以此影响集体内部多数派的认识及观点，那么这种转化就是一种革新或变革。这种变革可推动整体进步，应该受到赞赏及高度评价。

与全组做决定相关的现象除顺应性外，还有“危险转移”。Wallach 和 Kogan 发现：当一个组面临危险，必须对其所采取的措施做出决定时常有一种倾向，即由组做出集体决定所导致的冒险性要比个人决定的冒险性更大，个人独立行动时会持更慎重的态度。这种现象部分原因可借助“责任散射”来解释。责任散射还可以被解释为所谓的“社会闲逛”现象。责任散射中，个体对失败的责任是通过集体来承担的，从而致使他们减少或丧失个人的责任感。在一个组的群体中，个体成员对集体的单独贡献可能会减少，尤其在类似拍手、鼓掌或共推一辆小轿车，个人贡献不很容易被检测或觉察时更是如此。

在小组活动中，对于个体作用的发挥可起抑制作用，也可起强化作用，不能一概而论，究竟发生何种作用需视具体工作性质而定。例如，在有、无观众的情况下，个人演奏的效果是不同的，这被称之为“观众效应”；当一个人与其他人同时演奏时，所发生的效应称为“协力效应”。当从事简单任务时，其他人的存在对执行任务的速度和准确性具有强化效应，但在从事复杂任务时却起弱化作用。

四、组内交流和相互作用

有两种不同类型的方法用于组内交流和相互作用，一种是实验性方法，即在控制条件下观察组内的交流方式；另一种是非实验性方法，即在通常条件下，观察组内自然发生的交流形式。根据需要选择有效的组内交流方式才能使任务完成得更顺利。还有些研究者观察了自然状态下组的相互间作用。

小组的产生、发展需经历“成型”、“冲突”、“规范”、“执行”和“联系”等过程。“成型”是指将个体委托给组，成为组的一个成员。“冲突”则是指组内矛盾冲突的阶段。“规范”阶段特点是相互作用与和睦关系的建立。“执行”阶段是为实现组的目标而经历的过程。最后“联系”阶段，在于发展与其他组进行交流的各种体系。

五、教学小组的目的与目标

主要包括下述四个关键性项目。

1. 智力范畴　主要指对知识的回忆和认知。

2. 情感范畴　本范畴指个体对某种现象的敏感性、洞察力以及受到某种现象的刺激而引起的反应。

3. 社会范畴　指社会地位、群体关系等内容，例如个人在群体中的地位、所在集体的凝聚力、服从别人的能力、对不同观点的忍耐性、独立性、融洽的师生关系等。

4. 表达范畴　指表达能力的发展、公众交谈技巧的发展、简捷表达论点的能力、着手进行讨论的能力等。可以看出，采用小组教学不仅可以交流学习，发展社会技能，而且还可树立并发展在他人面前表达自己的自信心。在护理实践中，这些社会技巧属于专业本身的重要功能，通过这种技巧的表达可使小组工作成为有意义的贡献。

六、指导教师的角色功能

在小组教学工作中，指导教师可以承担多种角色功能。他(她)可以是一个领导者，对小组指导工作承担主要责任，或者采取各种不同的方式给予不同程度的干预；也可以作为促进者、知识的资源者或小组的训练者等等。无论承担什么角色，务必使学生感觉到，只要他们需要，随时可以找到教师并得到指导。作为教师，必须懂得即使自己是组的领导，他也应该相信这个集体在很大程度上能控制、掌握、支配自己组的讨论。

教师应尽力避免评论组内成员，这样才会使小组产生活力；如若必须针对某一学生论点发表评述意见，应特别注意方式与技巧的运用，勿使组员们在发表自己观点时感到窘迫或压力。在决定采用小组教学形式时，指导教师应组织、制定周全的计划过程，否则就可能出现许多不能令人满意的局面。亚小组是非正式的组织，但这并不意味着小组的指导活动可以在毫无约束的方式下进行。在亚小组教学活动中，学习者对于自己是否达到了预定目标，执行角色功能的成败与否都是非常敏感的。指导教师要向全组强调，所有成员均应为集体做出贡献，尤其注意启发组内表现不太活跃成员的参与意识，鼓励、调动他们的积极性。此外，教师应充分利用自己的观察能力，格外留意学员的非语言性的暗示及沟通，及时对学习者的感觉提供反馈信息，发现诸如退却、支配、寻找同情、支持等行为。

在进行小组教学时，指导教师可选择下述几种方式来指导教学活动：

1. 命令式　在这种方式中，指导教师被看做是权威，由他告诉学生什么内容最重要，并通过提问方式检验学生是否已经理解了他的观点。在这种形式的指导中毫无争论和讨论的余地，指导教师的观点就是惟一正确的观点。

2. 问答式（苏格拉底式）　这是一种古老的、完全依赖问答技巧的方式，即由指导教师提问、学生回答的一种传统方式。指导教师的提问并非随意进行，而是以学生们现有的知识为基础，进行启发、诱导式设疑，每次提问所涉及的内容应对下一个问题起引导作用。当学生不知如何回答时，指导教师通过提供信息对其进行提示。这种技巧实际上是针对单个学生进行的。不过，多数教师在采用小组教学时，也都乐于采用这种方式，只不过问题的答案应该是由全体组员而非某个人提供。

3. 启发式　这种方式适用于教师与学生共有的知识领域，并承认参加者双方有一些其他不足的知识领域。这种方式能促使学生为发现信息真正负起责任。

4. 协商式　这种方式的焦点集中于学生对所学知识的感受，学生与指导教师之间的相互沟通，目的是使学生理解他们自己的行为。这种方式是通过反思问题及其他协商技巧来实现的。

七、小组教学存在的共同问题及对策

1. 全组成员同时发言　这是最常见的共同问题，大家一起发言导致混乱局面出现，使教学工作难以继续进行。遇到这种情况，则要求教师努力克制自己的急躁情绪，耐心、友善地进行引导，尽快恢复课堂正常秩序。同时，教师敏锐洞察及时找到并分析原因所在，也有助于及时控制局面。

2. 出现个别好说的活跃学员　在一个组里，常常会出现个别好说的活跃学员，他几乎包揽了全组课堂活动。对此，很重要的一点是不要压制他，不可使其积极性受到打击，并丧失动力。压制的做法还可能会减少或削弱其他学生回答反应的热情，使学习者感受到自己受到了伤害，并引起他们的不满。最好的解决办法是有礼貌地提醒对方：其他组员也需要有机会表达自己的观点，发表自己的见解，希望他能留点时间给别人参与。

类似的问题是，有的学生可能会通过对话客观上牵制了教师，而将组内其他成员排除在外，这时需要教师敏锐地发现这一趋势的苗头并掌握形势；如果已经出现个别学生左右形势、冷落大多数人的局面，教师需采取一种特殊的策略，谨慎而巧妙地打破这种局面。

3. 出现争执的场面　有时，组内的讨论相当激烈，尤其当争论涉及伦理道德的问题时更是如此。教师有必要向全组成员强调：不一致是十分正常的现象，每个学员都应该受到尊重，

他的观点可以与众不同，也可以受到挑战。

4. 个别组员突然愤然离开　教师还可能会面临一个组员的感情暴发，最富戏剧性的一种行动是学生愤然离小组而去。一个有经验的教师应该留在组内进行疏导，帮助大家认识那种行为只不过是个人焦虑和气愤行为的反应。然而，就全组利益而言，最重要的是指导教师如何能更好地安排小组讨论这次事件。应该强调的是，当遇有压力时每个学生都有权这样做，但指导教师不能忽视这种行为对组内其他成员的影响，可以在下次活动中请涉及偶发事件的学员在会上陈述自己当时的感受，将此偶发事件转变为积极事件，使之成为大家的一种学习经验。

5. 学生不愿参与　教师应该分析原因所在，其中包括个人性格、知识的缺乏、缺乏个人价值观、准备不充分，以及指导教师本身的压制作风对学生造成约束等等，使小组内气氛缺乏心理安全感。

学生们既往的背景和经验也会影响他们参与的态度。儿童时期，曾被学校教师羞辱过的经历可能会成为某个学生生活中的创伤，使学生永远铭记在心，再也不愿重复那种受羞辱的处境。尽管这些因素中的某些因素可能不易发生变化或被改变，但仍需指导教师做大量工作，以确保组内成员都会感受到其自身价值的存在并受到尊重。

八、教学小组的主要类型

以小组功能为依据，常见教学小组有以下几种类型。

（一）辅导小组

辅导小组是护理学院中最为普遍的小组类型。它可以由指导教师与学生一对一，或由一个指导教师与三四个学生组成一种有控制的讨论组；辅导小组也可以是有指导的讨论会。一对一的辅导常常结合学生工作的某一特殊领域进行讨论，通常适用于个体学生的发展。当指导教师与三四个学生在一起时也可实现相同目标或功能。当然，与一对一的讨论方式相比较，后一方式有可能会限制某些个人的自由发言。

（二）学术讨论组

学术讨论组主要与学术活动相联系。一般由小组成员阅读短文或论文，继而由全组学员就该论题进行讨论。在护理学讨论中，常先由一个学习者提出一篇与护理学某领域有关的论文，然后进行小组讨论。

（三）指导讨论组

在这种形式的讨论中，教师承担领导责任，在讲课时，由教师提出一个明确的论点或概念作为讨论组讨论的目的，并在讨论过程中发展这个概念。指导性讨论通常是在临床工作人员讲座后惯于采用的一种手段，针对学生容易误解的一些内容进行有意识的诱导、启发。

（四）自由讨论组

与指导讨论组相反，自由讨论组的讨论是在组内成员自我控制下进行，讨论题目及方向由学员集体决定，教师仅仅作为一个旁观者及资料员存在。在这种形式的讨论中，学习者对自己的学习任务负责，因此，这是一种发展学生自主性的有效方法。

（五）议题讨论组

以某一论点或题目为中心进行的教学活动小组为议题讨论组。通常是在某一议题尚无明确答案的情况下，即可以其为焦点展开讨论。这种讨论会，既可为持怀疑态度的学生提供发表观点和改变态度的机会，又可为个别学员公开表达自己的信念和价值观提供讲坛。

（六）解答问题组

在这种形式的小组讨论中，由指导教师向学习者提出一些需要解决的问题，并向他们提供一些信息，学习者可通过这些信息找到问题的答案。在小组讨论中，解答问题系统的步骤分为以下八个阶段：

1. 解释问题；
2. 限定问题，确定范畴；
3. 收集证据与事实，分析问题；
4. 确定各种答案的标准条件；
5. 提出可能的建议性答案；
6. 按标准检查答案；
7. 执行这个答案；
8. 评价答案，给予评分。

解答问题组的主要目的是培养、鼓励学习者的评判性思维。解答问题小组的一般策略是，先介绍一个病人的详细病案史，随后提出一些与护理或医疗科学有关的特殊问题。要求学习者明确这个问题，并提出护理措施计划。

（七）课题组

课题组可以被解释为一种为进行有目的的实验而组成的研究单位，课题组的活动宗旨和规划是根据学生们的教育需求和兴趣确定的。该教学方法的主要特点是：学习者与课题宗旨及规划的确定密切相关，并积极参与学习实验过程。课题计划可以由少数几个学生来完成，但在大多情况下由约 6 人组成的小组来承担。主要题目可由教师提出建议，也可由学习者自己去想像、设计。无论何种情况，教师必须保证课程计划目标明确，这样，学习者对练习的目的才不会产生疑问或模糊。课题小组所承担的各种目标应能够反映小组间协作能力，收集信息、发展自信心以及其他很多方面的能力大小。课题组教学方法在护理学校中应用相当普遍。为取得课题组方法的成功，指导教师必须激励学生深入课题内容的相关领域，并克服脱离实际、单凭个人努力和主观想像的弊病。合理应用课题组教学方法可以极大地激发学习者的兴趣；充分发挥人才和学习者的独立性；有机会使学习者充分使用识别问题、分析问题和解决问题的能力及技巧。这种方法的不足之处就是完成课题计划耗时多，对学习者的成绩也难以进行评价。近期研究证明其在较高层次教育中具有重要价值。

首次计划使用课题组方法时，护理学校的教师需要精心组织训练，针对适合学习者的知识水平提出科目领域。小组可以由教师分配组合，也可以由学习者根据个人专业特点进行选择。教师要澄清课题目标，并提供充分的时间。为保证及时完成工作，选择恰当的课题领域是十分关键的。课题组方法的原则是，教师不要规定实现目标的具体方法，否则有可能限制学员们独立性和学习热情的发挥。

课题报告的提交形式应由学习者决定，或者由教师与学员们协商确定。多数教师倾向于在全组进行报告，因为这是学习者工作的成果，报告过程可以使他们充分感受到成绩和成功。

评估课题组的工作常因工作题目不同而出现许多困难，但仍有可能发展一个比较客观的评估计划。

课题组实施为学习者提供了进一步钻研知识的机会，学员们为了寻求更广泛的资源、财力、智谋而面临种种挑战，在解决问题和做出决定的技巧方面使学习者获得了经验，所有这些对改变护士角色以及扩展角色功能都起着极为重要的作用。

九、增进教学效果的措施

1. 周密计划,明确指导　指导教师要使全体组员明确小组活动的目标、最后报告的提交形式、每个组员应承担的任务,以便充分做好准备。为此,教师应有周密的计划过程。

2. 时间限制　要使小组成员明确时间,以免出现失控情况。

3. 小组规模　通常以5～6位学员最合适,当然也可依据需要进行分组,目的在于让每个人都能参与。

4. 明确教师角色　在小组教学活动中,教师有各种角色,其中包括:①全面放手;②支持者;③观察者。一般资料表明,在学员具有一定知识背景的情况下,教师最好不参与,并确信学员有能力自己解决问题。教师只需根据小组工作目的,决定提供帮助的方式。

5. 合理分组　分组的形式很多,可以按不同目的进行人员组合。如:随机分组、按顺序分组、按专业分组、按地区分组、自由结合或有意识将内向性与外向性分开或搭配方式进行分组,但小组人数需加以控制。

在活动一开始可采用自由结合方式进行分组,有利于缓解彼此陌生感和紧张气氛。组员间由不熟悉到熟悉的过程,搭配分组可达到取长补短的目的。当空间和时间有限时,可以采取前后排一组的形式,既省时间又省空间。

6. 及时小结　讨论所得结果应给以重点强调,在大家进行汇报后进行小结、加深印象有助于促进学习。

第三节　经验教学法

在教育学中"经验的学习"一词被应用于许多方面。经验与学习两个概念的关系十分密切,Hergenhaln把学习看做是一个改变学习者的行为的过程。这种改变包括学习者各部分组织和结构的成熟或变化,而经验则是引起这一变化的原因。简单地说,经验的学习是指学习那些从经验中获得的结果和知识,其实质是通过"做"进行学习,而不是通过听别人讲述或自己阅读来学习知识。

经验学习法的最大特点是学生的积极参与。在经验学习中,以学生为中心,他们从真正参加的事件中获得直接经验,这是其他学习方法所不能达到的效果。同时,经验学习法还具有一定程度的互动、一定范围的自主性、灵活性以及高度的相关性等特点。以经验为基础的教育应该给学生提供"高质量"的经验,注意挑选那些具有生命力的经验,即影响学生今后专业历程的有创意的实践活动。富有意义的经验应该具备两个特点:连续性和互动性。连续性是指经验是以某种方式从过去的事件中获取,同时它应该在以后的事件中得以修改、深化、拓广和运用。连续的意思是指不断地成长、发展,同时形成新的经验。互动性是指经验不能在一个个体身上简单地运行,个人之外的资源可以使经验得以提升。在学习中,学习者必须感知和觉察世界,才能获得全面的知识,包括认知范畴、精神运动范畴和情感范畴。经验的连续性和互动性应该是衡量教学计划的一个标准。

临床教师应能区分引导学生获取特定经验的有意义和无意义的一些经验过程,教师应分析学生的能力和弱点,帮助他们解决问题,从而为他们的生活经验或专业护理提供更好的帮助。教育和经验并不能等同起来,因为有一些经验是无法进行教育的。临床教学中要注意避免那些阻碍人们发展的经验,让学生更多体验那些成功的经验,从而促进他们的成熟。

一、在护理实践中经验学习的过程

由于大部分的护理教育是在临床单位中进行，所以有人认为所有的时间都在进行着经验学习。但是，经验学习最好是一个设计严谨的过程，通过护理的经验学习过程，学习者可以从经验中获得最大的收获。护理的经验学习过程远远超过了通常人们所认为的从经验中学习的范围，超越了直接经验自身。

二、经验学习的计划

经验学习需要一种环境，在这个环境中应鼓励学生对自己的学习负责。理想的经验学习环境被称为“学习团体”。它的特点是团体中有接受、支持和信任的气氛，团体中的每个成员都十分明确地承认他正在学习，而且十分清楚所学习的内容。由于经验学习的结果不可能在事先就被预测和限制，因此实际上也不可能为经验学习制定出行为目标，但是 Steineker 和 Bell 1979 年提出了一个经验学习的分类目标，被称为经验的分类。它包括五个层次的分类水平，即面临、参与、认同、内在化和传播，此分类水平在临床得到了很好应用。可以用于某一节课的教学，也可用于整个课程的学习。在每一个分类层次中，教师承担者着不同的角色，如激励者、催化剂、调节者、支持者、批评家和评价者等。

三、有关经验学习的论题

大部分的护理课程都可以用经验教学的方式进行教授，特别是讲授人际间的沟通技巧时，这是一种较好的方法。在护理教学中访视或见习是一种普遍应用的经验学习法，即教师带领学生去护理学院以外的地方如医院、社区等进行访视和学习。其中访视前教师做简要指导和介绍以及访视后学生汇报学习情况都非常重要，应该给予重视。同时教师和学生对于访视的目标和内容均应十分明确。

第四节　以问题为基础的教学法

问题为基础的教学法(problem－based learning，PBL)是美国的神经病学教授 Howard S. Barrows 于 1969 年在加拿大的麦克玛斯特(McMaster)大学首先创立，是一种目前认为较能促进学生的评判性思维能力的教学方法。此教学方法与传统的以教师为中心的教学方法有很大的不同，强调以学生为主体，并以促进学生的自学动机，提高学生自己解决问题能力为教学目标的教学方法。目前以问题为基础的教学法已经成为医学教育和护理教育改革的一个主要课题。

一、以问题为基础的教学法的产生及发展

美国现代医学模式是在 1910 年正式定型的，这一年被称为美国医学教育史上的一个里程碑。Abraham Flexner 的著名报告确定了美国传统医学教育模式，并一直沿用至今。在 60 年代末至 70 年代初期，美国医学教育界发生了深远的变化。一批新建的医学院校掀起了改革的浪潮。1968 年密执安州立大学医学院创立“焦点问题学习”(focal problem learning)，用以部分地代替传统的学科基础课程。1969 年，美国的神经病学教授 Howard S. Barrows 在加拿大的麦克玛斯特(McMaster)大学进行教学改革，试行以问题为中心的教学法。

以问题为中心的教学方法与传统的教学模式有很大的不同，传统的教学方法注重培养学生熟背各个专业的知识，而毕业生可能缺乏独立的工作能力，有时不能解决工作中遇到的问题。以问题为中心的教学法正是针对传统教学方法单纯注重知识传授，忽视学生各种技能培养的弊端，顺应教学改革潮流而发展起来的一种新的教学方法。改革内容包括改变由教师单纯课堂讲授的传统习惯，打破学科界限，围绕病人的疾病问题编制综合课程；突出以学生为中心，教师为主导的特点，积极开展小组教学，要求学生到临床见习，到社区访问。实行基础学科以临床问题为定向的课程安排，教学计划上大幅度增加学生的自学和讨论时间。

二、以问题为基础的教学法的操作过程

（一）以问题为基础的教学法的教育目标

1. 讲述知识在临床的应用　PBL将基础课程的知识应用于临床领域，学生首先明确疾病的临床问题，然后自学所涉及的基础课程知识，并把自学到的基础课程的知识应用于临床实践中。

2. 发展临床推理技巧　PBL促使学生在解决问题的过程中，不断地进行分析推理和进行临床判断，从而培养了学生的临床推理技巧。

3. 发展有效的自主学习技能　在PBL教学过程中，以学生的自学和讨论为主，教师的作用是引导学习，学生在教学过程中自主学习的技能得以发挥。

4. 提高学习者的学习动机　PBL教学过程提高了学习者的学习动机。学生学习过程是为了解决问题，这使学习充满了挑战性，激发了学习者的学习兴趣，提高了学习者的学习动机。

（二）以问题为基础的教学法的教学模式

以问题为基础的教学法是一种新的教学过程，学生以小组为单位学习。首先，找出学生要掌握的重要问题，并向学生提供这套经过仔细设计的问题。这些问题是来自实践并为达到某一教育目的而设计的。每个问题是由导师小组讨论形成的，有明确的学习目标，这些学习问题组成了以问题为基础的教学法的学习大纲。学生的任务是讨论这些问题，并对描述的现象做出合理的解释。

以问题为基础的教学法中的“问题”有以下几个特点：

1. 以临床问题作为学习的主要内容；
2. 每一个问题都能使学生应用相关的综合知识；
3. 所设计的问题能够培养学生的分析问题和解决问题的能力；
4. 学生在自学的基础上，以小组的方式来解决问题；
5. 学习的过程充分体现以学生为中心，教师起指导作用；
6. 对学生的评价以个体评价方式进行，学生参与评价过程；
7. 对学生经常进行综合性考试，以确定学生掌握了基本的概念和原理。

（三）以问题为基础的教学法的教学步骤

1. 明确学习的问题　学生以PBL的学习大纲为框架，明确学习的问题。教师针对每个焦点问题提供2～3个临床案例，在病例中病人被视为整体的人，不仅提供病人的有关病情资料，还提供病人的心理、社会、文化、经济和家庭情况。与传统的教学相反，学生在没有学习某一疾病的有关知识之前，就先接触病人的问题。这种学习方法对学生意味着挑战，它使学生成为学习的主动者，从而促进学生的评判性思维能力。

2. 学生的自学过程　学生明确学习的问题后，须根据学习大纲通过自学方式找到问题的答案。学习大纲除包括各基础学科的主要概念、涉及解决问题所必须掌握的知识外，还包括有关参考书和文献目录及其他教学材料。同时鼓励学生应用图书馆和其他学习资源。

3. 小组讨论　学生在小组讨论时，将自学的内容和信息与小组其他成员共享，互相补充，最终得到满意的答案。教师或导师在整个辅导过程中，其作用不是给学生提供参考答案，也不是回答学生的提问，而是启发学生的思考，引导学生提出问题，控制学生的讨论时间，指导学生如何去查找有关问题的答案。记录各学生的表现，以便根据不同学生的弱点给予相应的指导。最后，教师根据学习目标对学生做出评价。

三、以问题为基础的教学法对护理教育的意义

（一）以问题为基础的教学法有利于培养护理专业学生的自学能力

继续教育和终生教育是护理教育领域的新观念，护理学生不可能在学校学会在今后工作中所需要的全部知识和技能。并且，学生的知识需要逐渐巩固和更新。因此，自学能力对护理专业学生显得十分重要。以问题为基础的教学法通过护理专业学生解决问题的学习过程，通过收集信息、寻找答案、分析综合及逻辑推理过程培养学生的自学能力。以问题为基础的教学法强调发展学生的自学能力，培养学生去探寻知识和解决问题的技能，使学生变得富于评判性和创造性，善于学习，促使护理专业学生在今后的临床实践中可以不断更新知识和进步。

（二）以问题为基础的学习法促进学生的评判性思维的能力

目前护理教育改革强调注重学生的学习过程。教育家们认为学生是主动的学习者，而不是信息的被动接受者。护理教师日益认识到培养学生具有评判性思维能力的重要性。护理实践中，护理人员不断地面对新问题，因此我们应培养护理学生独立解决问题的能力。以问题为基础的教学法促使学生去探索信息，对资料进行评判性评价以及应用新获得的知识去分析问题和解决问题。教师的作用在于引导和启发学生，从而促进学生的评判性思维能力。

（三）以问题为基础的学习法有利于护理专业学生获得基础学科知识与临床实践的统一

以问题为基础的教学法强调在现场环境或模拟环境中进行教学，学生在临床现场或模拟的环境中学习的基础学科知识将按临床现场的实践方式牢牢地保存在记忆中。以问题为基础的教学法是经过仔细设计的，这样促使护理学生将基础学科的知识与临床实践需要统一起来。

四、以问题为基础的教学法在我国推广实施中存在的问题

以问题为基础的教学法在我国推广过程中还存在一些问题：

1. 缺乏有经验的师资队伍；
2. 教学资金短缺；
3. 学生的适应性差。

（孙宏玉）

第五节　其他教学方法

一、开放式学习

开放式学习是一种灵活的学习方式。这种学习方式的特征是以学习者为中心，并采用多种媒体、导师指导及支持系统等进行学习。所谓“开放”是指为适应学习者控制学习能力而灵活变化的一种教育过程。这种学习方式的控制范围很广，包括目的与目标、内容、教与学的方法以及评估，还有解决完成课程的途径、学习方式与模式等全部学习范畴。在一个开放式学习体制下，护理专业的学生在其学习过程中被赋予高度的自我控制权利，他们不仅可以参与个体选修课程的讨论，而且还可以对个人参与课程的学习形式提出意见。

开放式学习常见有学习班形式、地方体系、遥控体系及半合同体系四种类型。

护理学院开展开放式学习的最普遍形式是弹性学习班。这种学习班具有相当的灵活性，它允许学员在其方便时脱离专业学习而加入学习班学习，必要时另有大学导师给予指导，额外获益。

开放式学习是通过学习资料介导的，因此，学习资料是开放式学习的主要媒体。学习资料应由广泛的资源组成，包括组织配套的学习节目到简易的小册子。

二、个别辅导

“个别辅导”或“导师制”是指为达到特殊目的、完成一定学习任务，在整个培训阶段学生与指导教师之间所建立的特殊联系。该体制的目的是通过指导教师与学生之间密切的联系，在整个培训过程中不断向学生个体提供支持与指导，促进学生训练。在个别辅导体系中，指导教师对学生的主要功能包括：训练、提供信息/建议、鼓励/支持、协商、监督/指导、联络/代理、记录成绩等。在个别辅导体制中，非常注重指导教师的素质，因为指导教师自身的素质对学生的造就、成型具有重要影响。合格的指导教师必须是一名极富同情心的好师长，他要与学生平等相处，将护理看做是学生生活中的一部分，严肃认真地去对待，使学生受到尊重并看到自身的价值。

三、咨　询

咨询是提供帮助及指导的另一种形式，它已成为护理专业教学中一种重要的技巧。英国咨询协会定义：咨询工作的职责就是为服务对象提供一个去探索、发现及阐明生活方式的机会，使他们能更明智地应变并朝着更美好的人生迈进。这样，咨询就可以被看做是一种协助关系，帮助服务对象成为具有“自我指导”能力的个体，这种咨询也是第二章相关内容所讨论的，许多观点都建立在 Carl Rogers 的“以服务对象为中心的治疗”基础上。一种咨询关系应该理解为两个个体之间的一种自觉协议，也就是说，先让服务对象获得有关信息，而后再决定她(他)自己是否参加咨询关系。

第六节　教学技巧

一、课堂提问技巧

在传统的教育体系中，教师和学生间的联系常通过提问和回答问题的方式进行。应用提问的方法来自古代哲学家苏格拉底，这是一种古老的完全依赖回答技巧的方式。

（一）课堂提问法的特点

课堂提问是一种简单的方法，既不需要花费很多时间也不要求特殊场所和许多资料，还可以让所有的学生得到训练。但是，指导教师进行提问也非随意进行，要以学生现有的知识为基础进行启发、诱导式设疑，每次提问的内容应对下一个问题起引导作用。当学生不知如何回答时，指导教师通过提供信息，对其进行提示。

提问的方法可以帮助学生实现高层次目标，但若所提问题层次太浅过于简单时就达不到应有的效果，反会占用课堂上时间，成为一种缺点。因此，采用课堂提问技巧的教师要做好计划，包括何时提问，提什么问题等。

（二）问题的程度

问题的程度直接涉及到教学目标，按教育目标分类的方法来总结在不同智力水平的问题，Bloom 把智力或认知作用按复杂性递增的层次进行分类。最基本的水平称为“记忆”，旨在帮助学生回忆某个概念，陈述或说明某一事物。第二个水平是“理解”，教师可以通过提一些需要学生用自己的语言陈述含义或推断结论的问题来检验这一水平。第三个水平是“应用”，要求学生在特定的情况下应用规律、原理等。第四个水平是“分析”，即把问题分段进行，以便学生把概念或情形分解成几部分。第五个水平是“综合”，则要求学生从一系列的组成成分中重新建立起一个新的整体。根据 Bloom 的观点，最高水平的智力作用是“评价”，包括通过学生对最好或最为有效的辩论或行为过程的判断以便明确问题的组成。例如，要求学生对两种计划方案进行评价，并讲出理由。

（三）增进效果的措施

1. 问题应简洁、明了　教师所提问题应该简明，不能含糊不清、让人费解。为了保证提问的有效性，不但要注意提高提问技巧，而且要将准备提问的问题写在讲授计划中，这样可以保证在问题提出之前有个仔细认真的思考过程，从而避免提一些不经深思熟虑的模糊问题。

2. 提不同程度的问题　教师要设置不同程度的问题，其中也应包括高层次的问题在内。

3. 及时反馈　从学生的角度看，提问是件很可怕的事，教师的反应对学生有很大的影响。教师对学生的正确答案要予以充分肯定，对部分正确的答案要肯定其正确部分，让其他的学生进行补充加以完善。遇到回答问题有困难的学生，可以让别的学生先回答以减少他的不安，或是先提一个难度较低的问题，再提难度稍高的问题以增加其成就感和自信心。

4. 准备开放性问题　教师要尽量避免只提简单的问题，应多组织一些需要学生经过认真思考才能回答的高层次问题。

5. 围绕目标设疑　所提的问题应该围绕课堂目标，所问内容应该适合学生的程度，否则学生会产生挫折感和遭受威胁的心理。

6. 提供思考时间　向学生提问后，要提供一个思考时间，允许大家有短时间的思考，并确保每个同学都参与思考问题的过程，因为每个人随时都有可能被提问到，避免使教学活动成为少数人的事。

7. 合理安排　提问不能太频繁，最好在教案中注明提问的时间、具体问题。所设问题要针对不同对象，提问要从简单程度开始，逐渐增加问题的难度和深度，有利于学生产生成就感，也便于调动全体学员积极参加。

二、演　示

演示是对事实、概念或过程的直观解释。教员通过实物、标本、模型、图片、实际操作、录音、幻灯等进行演示是护理专业教学中很常用的一种方式。

（一）演示法的特点

演示法的优点就在于能使学生获得丰富的感性资料，加深理解，帮助学生形成正确的概念，也能激发学生的学习兴趣和积极思维，易于巩固已学的知识。但演示法需要物质条件，要配备相应教具，所以教师应根据实际条件选用演示形式及教具；演示过程必须配合教师的说明、讲解，引导学生边看边想，否则会流于形式。

（二）增进效果的措施

1. 明确观察目的、内容及要求　引导学生将注意力集中到观察演示对象的主要特征和重要方面。教师还应提出一系列思考题，引导学生结合演示内容进行思考以便突出重点，加深印象。

2. 确保演示项目的效果　教师要选择好场所，保证演示时每个学生都能看清楚。在演示时，尽可能让学生运用各种感官去感受学习的内容、对象、集中注意力于教师的演示过程。如果条件允许，学生能亲自做一下的教学效果则会更好。

3. 演示要适时　演示内容应密切结合授课内容进行，因此演示时机要恰当。教具使用后应立即收存，以免分散学生注意力。

4. 演示过程要正确　教员在演示之前要认真纠正自己不规范、不正确的做法。在教授一种新技能时，强调采用一种正确的方法而不介绍其他错误的做法，以免冲淡正确技能的记忆内容。

属于精神运动技能内容必须通过学生自己肌肉活动练习方能掌握，必须强调学生即刻仿示教。同时，通过学生的肌肉和关节活动情况反映学生操作情况。学生掌握技能的快慢不同，教师应有足够的耐心和信心。教师的不耐烦会使学生更加紧张，以至于乱上加错，影响正常的学习过程。教师要清楚，学生存在个体差异，课堂的任务在于每个学生都能真正掌握技术，而不是掌握技术的速度。

三、小组教学常用技巧

（一）“滚雪球”组

在小组教学活动中，首先要求每个小组成员均单独为解决一个问题进行工作，然后成对共同完成这个问题，每对再与另一对结合，随后经历四对一组，八对一组……就像滚雪球一样，直到全组都汇集到一起，为一问题而工作，共同享有全部工作的见解，这种技巧最利于实现人人参与的目的。

（二）“方根”组

采用本教学技巧时需考虑学生的数量，指导教师将全体成员分为一系列马蹄形组，要求每小组含有的学生数是全组总人数的方根数。假如全组有 16 名学生，则每个马蹄形组将含有 4

名学生。随后为每名学生按序编号。经过一定时间讨论某个问题或议题后，解散亚小组，再根据每人编号重新组成新的小组，使每一个小组中只有一个老组员，其他3名成员分别来自另外三组，如此做法会促使学员对问题的见解产生最大变化。

（三）“传呼”组

“传呼”组又称“快速传递”组，由2～6名成员组成，是课堂讲授或其他以教师为中心的课程学习时，为学习者提供参与机会的一种教学技巧。例如，当进行题为“手术后病人护理”的讲课时，将大班分成几个“快速传递”小组，就外科手术并发症问题讨论了3～4分钟，随后各组的代表再将他们的讨论结果反馈到全班。最简单易行的方法是：头排学员回头面对第二排学员，第三排学员回头面对第四排，依此类推。还可以将一横排人分为6人一组。“传呼”组技巧可以在一次讲授时使用一次以上，为取得预期效果，最好是让学员们预先分好组，并写下他们对题目所掌握的全部内容。

（四）“献计献策”技巧

“献计献策”或称“集体自由讨论”技术，该技巧强调畅所欲言，其目的在于调动组内所有成员的潜能，使他们最大限度地对讨论的问题提出尽可能多的主意，充分体现了自由表达的思想。

“献计献策”技术具有三个主要特点：①交叉鼓励；②保留判断；③正规场合。交叉鼓励是指其他人的思想对个人所产生的效应，顾名思义，保留判断就是对任何思想，即使看起来显得愚蠢的想法，也允许其自由发表而不予以批判或评论。强调正规场合可以使参与者感觉到：小组集体确实有些特殊的事情需要他去认真完成，这样一来多少会约束那些日常爱开玩笑的人。“献计献策”活动时间可长可短。在众人畅所欲言之后，应花费少许时间进行评价，从中筛选出有使用价值的意见或思想，按性质分类：①立即采用的；②需进一步探索的；③提供新方法的思想。

（五）“旋转木马”练习

这种方法既能从一组学员中产生资料，又能发展学员的会谈技巧。首先由指导教师鉴定一系列题目和子题目，这些内容将成为未来讨论的焦点或中心。随后将学生分为两组，其中一组作为接见者，另一组则为应答者。发给每个组员一张纸，每页纸的上部列出问题，其下为空白，写字桌按圆形排列，会见者坐在圆形课桌的内侧；应答者坐在外侧，面向会见者。每个接见者根据指导教师发出的信号，按纸张上端写出的问题向应答者进行提问，应答者应尽可能圆满地回答问题。每个接见者所提的问题各不相同，每队会见5分钟。5分钟后，教师发出“换位”信号，坐在外圈的“被接见者”向右移动自己位置就像旋转木马一样。内圈的接见者不动，面对新的应答者，根据前一个应答者对纸上相同问题的回答情况，对新的应答者提出问题。

最后，所有外圈被接见者均与内圈每一位接见者进行了会见，结果获得了对同一问题的各种不同反应或回答。对这些资料进行分析，总结出外圈一组成员的各种观点。随后再交换角色，外圈成员变成了接见者，由此可产生两次可供分析的资料。

（六）模　拟

模拟通常指以简化的形式仿造某些日常生活情景，其目的是为使学生涉足于与真实生活密切相关的某些方面，设身处地去体验生活。

在护理专业教学中，为护士学员们提供事发的情景，可启发他们如何进行操作。在这种情况下，学员们可针对假设的情景进行示范练习。换句话说，可以要求学生去扮演发现心脏骤停的护士，通过执行必要的检查及急救措施，模仿他们要进行的过程。模拟训练既可使学员们体会真实的生活情景，又不会产生学习的焦虑。

模拟涉及的是学生本人，就是用她(他)自己正常的、日常行为来处理情景。应该向学员强调，无论模拟情景如何，都希望护士学员按实际情景进行处理。在模拟过程中，如果是训练对一个伤亡事件进行急救处理，则要求模仿现场应力求尽可能真实。对待像头部损伤、骨折、中毒及类似的急救急诊模拟也须合情合理，这样才便于将确定的行为、方法很容易地转换到新的场景。

(七) 扮演角色

扮演角色的方法是利用演戏和想象创造情景，以启发学员对自己及他人行为、信念、价值的认识；要求学生对另一个人相同的行为采取行动，并按自己想象人们应有的行为去动作。扮演角色是促使学生从他人观点出发，产生同情心的最好方式，尤其当学生扮演一个与职业和观点相反的角色时更是如此。例如，由护士学员去扮演一个病人时，这种相反态度的角色扮演会迫使学生按病人观点考虑事务并帮助学生理解为什么病人会产生如此行为，这就是与角色的认同性。

角色扮演过程的精髓部分是参与者的要领和执行情况的报告。扮演角色活动的一项基本原则是，全组不存在任何一个被动的旁观者；不直接从事角色扮演的学生也应该指派其承担"过程观察者"的职责，其对反馈及角色扮演后的执行过程报告是相当关键的。在全部活动得出结论后，进行执行情况总结，包括以下三个阶段。

第一阶段：简单地要求参与者和观察员描述角色扮演过程发生的相关事件。

第二阶段：制造彼此间相互信任的气氛，让全组成员分享活动的感受。

第三阶段：讨论活动中有哪些内容适用于未来护理实践？哪些方面所获得的启发可与其他同学分享？也就是检查活动在未来工作中的适用性。

角色扮演者可以从观察者处获得关于自己交流技巧情况的反馈；同时，小组整体也可以从角色扮演所产生的思想和价值范畴获益。

四、电化教学

随着社会的发展，涌现了多种辅助教学手段，其中视听教材(或称电化教学)已成为现代教学的主体，其特点是通过视觉、听觉或视听同时发挥作用的方式完成教学任务，为学生提供多感官刺激，提高教学效果。视听资料或电化教学手段的种类很多，各有优缺点，因此，需要根据现有条件结合教学内容、目标等具体情况选择相应的方法，才能获得最佳效果。下面简介常用的几种。

(一) 电影　包括故事片和教学片。学生们通过听、视觉进行学习，电影的内容与实际结合得越好产生的效果越好。

电影的缺点是需要设备，内容较长，需花费相当的时间，放映电影的环境不便于学生做笔记。为了保证教学效果，采用电影教学时应注意以下几点。

1. 事先向学生说明要看的内容重点、最终达到的目标。

2. 放映教学片之前，教师要亲自审阅影片内容，核实内容是否恰当，防止单纯从影片题目判断内容的做法。

3. 要认真计划好时间。

4. 事先与有关人员联系，做好充分准备以保证机器正常运转。

(二) 投影仪　可供教师直接书写投影、透明胶片投影或实物反射投影。教师可以面对学生边讲边写，教室内光线也有利于学生记笔记，教师可采用不同色彩和不同颜色的胶片突出重点，增强教学效果。

为了增进使用效果，使用者应该注意以下几点：

1. 胶片上仅写重点内容，保证清晰度。

2. 用计算机打字时可采用不同字体使重点内容更为突出。

3. 使用胶片膜投影时，注意遮盖暂时不讲的内容，只露当时讲授的内容以免转移学生注意力。

4. 透明胶片所显示字体、内容应保证准确无误。

5. 教师直接在投影胶片上指点内容，以免背对学生。

（三）幻灯 具有携带方便，看起来美观的优点，可以弥补投影仪体现不出来的某些内容。但相对花钱多，创作过程需要特殊的技术和设备。

（四）录像机 可录音、反复欣赏重点内容也无妨。利用录像机可反馈学生操作情况，便于自我评价，促进教学活动。

（五）计算机教学 计算机辅助教学（CAI）不同于以黑板、白板为传授知识工具的传统教学方式，取而代之以计算机来促进学生与电脑之间的交流，可以弥补传统教学以粉笔、签字笔为教具之不足。执教者将授课内容进行组织和设计，以电脑语言将资料输入计算机，再通过计算机画面呈现给学生。CAI 教材经过画面、语音配合的制作过程，使教材显得生动且更具真实性，可以提高学生的学习兴趣。执教者准备教案的时间要比传统方式多。教师随时可按需要在计算机上方便地修改内容，这种教学方式也能充分发挥教师的专业特长。

计算机辅助教学对学习者的好处在于：能激励学生主动学习的热情，是一种独立式的学习方式，学生在学习时能正确而快速地评估学习成效，且不受外界因素干扰。

一套好的计算机辅助教学教材必须有清楚的解说，穿插图片和适当的音响效果。所有问题着重于启发性，并且评估其能力，学生在操作计算机时，有一对一的临场教学感，并能反复操作练习、应用和模拟现况以达到理想的学习效果。利用电脑教学软件开发方式还可以使学习者在学习过程中、在工作场所或在家中完成继续教育、在职教育及复习课程的学习活动。

（六）其他：还有电视、录音机等等，教师们还可以在教学实践中创造新的辅助教学手段。

（郑修霞）

练习题

一、名词解释

1. 教学方法　2. 议题讨论组　3. 演示　4. 经验学习

二、填空题

1. 演示过程必须配合教师的_______、______，引导学生_____________，才能达到预效果。
2. 教学方法不仅受教学目的和教学内容的制约，同时还受________________的制约。
3. 讲授法的最大优点就在于能用_____________传递较丰富的知识，容量大，效率高。
4. 经验学习法的最大特点是______________________。
5. 在经验学习中，以__________为中心，他们从真正参加的事件中获得直接经验，这是其他学习方法所不能达到的效果。

6. 富有意义的经验应该具备两个特点，即__________和互动性。

三、单项选择题

1. 教师采用讲授时，保证声音应用正确、有效的标志是
   A. 要保证多数听讲的学生听清楚
   B. 要保证坐在最后一排的学员听清楚
   C. 要保证全部学员听明白
   D. 要保证听讲者情绪高涨
2. 在小组教学活动中，为了实现组员之间的相互作用，组员人数不能超过
   A. 10 人
   B. 15 人
   C. 20 人
   D. 25 人
3. 演示法的优点在于
   A. 教师可充分展示自己的技能
   B. 可充分调动演示者的积极性
   C. 可激发学生的学习兴趣和积极思维
   D. 让学员观看到真实的情景

四、多项选择题

1. 开放式学习的特征是
   A. 能按指导教师要求控制学习范围
   B. 由教师指定选修课程，以保证学习质量
   C. 以学习者的需要为中心
   D. 采用多种媒体进行学习
   E. 有导师指导及支持系统
2. 讲授法的主要缺点，包括
   A. 教师需要耗费比较多的备课时间
   B. 需要特殊的教室
   C. 讲授内容不能照顾个别学生的需要
   D. 讲授速度不一定适合所有学生
   E. 影响学生学习主动性的发挥
3. 影响讲授效果的常见因素有
   A. 生动活泼的开场白
   B. 教师的性别
   C. 精彩的结束性总结
   D. 教师的教龄
   E. 良好的课堂纪律
4. 以下关于经验学习中，分类水平与教师角色相对应的正确描述是
   A. 面临一调节者
   B. 参与一激励者
   C. 认同一催化剂
   D. 内在化一支持者
   E. 传播一批评家和评价者

五、简答题

1. 请列出四种护理教育中常用的教学方法。
2. 简述四种能促进学生保持课堂学习注意力的措施。
3. 请列出三种小组教学活动过程常见的问题。
4. 举例说明经验学习的五个层次的分类水平

六、论述题

1. 结合临床教学体会，说明演示法在护理教学中的作用及保证效果的措施。
2. 结合自身体会，分析课堂讲授法的优缺点。
3. 如何正确使用课堂提问技巧？

4. 论述以问题为基础的教学法对护理教育的意义。

参考答案

一、名词解释

1. 教学方法:是指师生为完成一定教学任务所采用的活动方式。
2. 议题讨论组:是以某一论点或题目为中心进行的教学活动小组,称为议题讨论组。
3. 演示:是对事实、概念或过程的直观解释。
4. 经验学习:是指学习那些从经验中获得的结果和知识,其实质是通过"做"进行学习,而不是通过听别人讲述或自己阅读来学习知识。

二、填空题

1. 说明　讲解　边看边想
2. 社会生产力发展水平
3. 较短的时间
4. 学生的积极参与
5. 学生
6. 连续性

三、单项选择题

1. B　2. D　3. C

四、多项选择题

1. CDE　2. CDE　3. ACE　4. DE

五、简答题

1. 答:(1) 课堂讲授法;　(2) 小组教学法;　(3) 经验学习法;　(4) 个别辅导;
(5) 开放式学习;　(6) 咨询;　(7) 以问题为基础的教学法。
(以上任选 4 项)
2. 答:(1) 采用多种教学方法,尤其是色彩鲜艳的幻灯片。
(2) 将临近的 4～5 个学生划为一组,进行小组活动。
(3) 讲授中途提供短时间休息、放松的时间。
(4) 讲授过程鼓励学员参与。
(5) 讲授最后采用不完全填空的形式测验学生。
(6) 注意讲课速度,形成个人惯用的语言。
(7) 其他。
(以上任选 4 项)
3. 答:(1) 小组成员同时发言,导致课堂纪律混乱。
(2) 个别好说的学员包揽了全组活动。

(3) 面临个别组员感情暴发，愤然离组而去。

(4) 学员不愿意参与，出现冷场。

(5) 涉及伦理道德问题，组内讨论过于激烈

(以上任选3项)

4. 答：经验学习有五个层次的分类水平。即面临、参与、认同、内在化和传播。护理应用如下：

(1) 面临：我观看了一次静脉输液过程。

(2) 参与：我准备进行一次静脉输液。

(3) 认同：我能够完成一次静脉输液了。

(4) 内在化：执行静脉输液现在成为我生活的一部分。

(5) 传播：我教授其他学生进行静脉输液。

六、论述题

1. 答：(1)演示法的定义。

(2) 举例说明演示法在教学中的应用。

(3) 介绍保证演示法效果的措施。

2. 答：(1) 课堂讲授法的定义。

(2) 举例说明讲授法的优缺点。

3. 答：(1) 课堂提问所涉及问题的程度。

(2) 举例说明合理应用提问技巧保证效果的措施。

4. 答：

(1) 以问题为基础的教学法有利于培养护理学生的自学能力

继续教育和终生教育是护理教育领域的新观念，护理学生不可能在学校学会在今后工作中需要的全部知识和技能。并且，学生的知识逐渐需要巩固和更新。因此，自学能力对护理学生十分重要。以问题为基础的教学法在护理学生解决问题的学习过程中，通过收集信息、寻找答案、分析综合及逻辑推理培养学生的自学能力。以问题为基础的教学法强调发展学生的自学能力，培养学生去探寻知识和解决问题的技能，使学生变得富于评判性和创造性，善于学习，从而使护理学生在今后的临床实践中可以不断地更新知识和进步。

(2) 以问题为基础的教学法促进学生的评判性思维的能力

目前护理教育改革强调注重学生的学习过程。教育家们认为学生是主动的学习者，而不是信息的被动接受者。护理教师日益认识到培养学生具有评判性思维能力的重要性。护理实践中，护理人员不断地面对新问题，因此我们应培养护理学生的独立解决问题的能力。以问题为基础的教学法促使学生去探索信息，对资料进行评判性评价以及应用新获得的知识去分析问题和解决问题。教师的作用在于引导和启发学生，从而促进学生的评判性思维能力。

(3) 以问题为基础的教学法有利于护理学生获得基础学科知识与临床实践的统一

以问题为基础的教学法是在现场环境或模拟环境中进行教学，学生在临床现场或模拟的环境中学习的基础学科知识将按临床现场的实践方式牢牢地保存在记忆中。以问题为基础的教学法是经过仔细设计确定的，它让学生结合病人的症状、体征、实验室资料以及治疗方法等，反复使用基础学科的知识，这样护理学生就能将基础学科的知识和临床实践需要统一起来。

(郑修霞　宫玉花　孙宏玉)

第五章　临床教学

学习目标

在完成本章的学习后，学生应能：

1. 描述临床教学的含义；
2. 识记临床教学环境的组成因素；
3. 识记临床教学中临床教师应具备的教学技能；
4. 列举有助于临床学习的护理人员特征；
5. 讨论临床教师应该具备的角色功能；
6. 分析临床学习环境的组成对学生学习的影响；
7. 列举有助于学生学习的临床教师行为；
8. 列举不利于学生学习的临床教师行为；
9. 讨论临床学习环境应该具备的标准；
10. 介绍常用的临床教学方法；
11. 分析临床教师在临床教学中常遇到的问题及其应对方法。

重点、难点解析

第一节　概　述

一、临床教学的概念及意义

“临床”一词指任何为病人或服务对象提供健康服务的场所，并不仅仅局限于文字上的“床边”的意思。临床教学可以发生在任何有教师、学生和护理服务对象的场所。临床教学的概念为：帮助学生将既往学到的基础知识与有关诊断、治疗及护理病人的操作技能相结合，为学生提供把基础理论知识转移到以病人为中心的高质量护理中的媒介，并获得进入健康保健系统和继续教育所必须的专业及个人技能、态度和行为。其重点是强调理论与实践相结合。临床教学，不仅可以帮助学生应用理论，而且可以帮助他们从丰富的临床实践中进一步发展护理的知识和理论，还可以学到各种生活技能，例如沟通技巧、自我照顾等等。

临床场所是一个社会场所，它有自己的范围和价值。在这里，学生经历了护理的社会化过程，临床学习被看作是护理教育的真实方面，因为在这里学到的是真实的护理实践。学生在临床与在课堂学习有所不同，其不同点主要表现为：在课堂学习理论性强，模拟病历分析；时间紧迫感较差，即使对于急诊病例，也可以一步一步地分析；逻辑性强，系统性强；准备起来相对容易，可以做好各方面的准备；不涉及病人的情感，可以自由发言；可以一对多进行自由分析问题，无需注意保护性医疗等。而在病房，遇到病人随机性强，病人的情绪变化会影响教学的实施；病人的病情变化具有紧迫感，有时来不及充分分析就要进行抢救；涉及病人的真实情况，要注意保护性医疗制度；由于病人情况变化较快，准备起来相对较难，对于教学，有时只能见习而已。

在临床，护理教育相对于临床场所照顾病人或服务对象的主要目标而言，通常被认为是次要目标。但是应该注意，护理教育是为将来给病人提供高质量的护理做准备的，因而可以把它当做获得长期效益的投资而给予足够重视。

二、临床教学的内容

临床教学是护理教学工作的重要组成部分，是护理教学中理论联系实际的重要环节，是提高教学质量，培养合格护理人才的大问题。在医院中，护理专业的临床教学主要是对研究生、本科、大专、中专等护理专业的临床理论教学、学生教学实习、生产实习等的进行指导，以及培养护士学生良好的职业道德，帮助他们树立良好的职业形象等。

其具体内容包括：

1. 培养临床护理能力　指完成教学活动、专业训练和生产实践中具体动作的能力。要为学生提供充足的实践机会，同时注意给学生增加其他领域的知识，如心理学、社会学、管理学知识，并指导学生将相关理论应用于临床。另外注意引导学生锻炼独立工作的能力，以及获取新知识和信息的能力等。

2. 培养护理组织管理能力　教师要指导学生运用系统论、控制论、信息论等原理参加临床护理管理工作，为病人提供优质服务的同时，运用管理学的理论和知识，培养学生的创新能力。

3. 培养书写及口头表达能力　指导学生利用各种机会，将自己的思想感情、科研成果用恰当的方式准确清晰地表达出来，为他人所理解，培养学生的逻辑思维和分析问题的能力。

4. 培养科研能力　通过科研，教师培养学生严谨求实的科学态度，良好的科学道德和严密的科学思维方法，提出一些探索性的大胆设想。

5. 培养观察能力　教师要提供给学生观察资料，并明确观察的目的、对象，实事求是，用动态和整体的观点培养其观察能力，发展学生智力。观察中还要注意训练学生敏锐的观察力。

三、临床教学的重要性

临床的见习和实习在整个护理教学过程中占有极其重要的地位，是教育的深化，是理论联系实际的重要阶段。在为病人服务的过程中进行学习，逐步掌握以病人为中心的身心整体护理所必备的各种技能，从而锻炼他们适应社会的能力，增强社会责任感和事业心，更好地树立全心全意为人民服务的思想。这是我国医疗卫生事业发展的需要，是衡量高等护理教学水平的问题，是直接关系到向社会输入合格护理人才的事情。

第二节　临床教学目标及组织领导

一、临床教学目标

教学实习计划是临床教学目标的核心，教学医院应根据学生不同的学历层次、不同的学习阶段、不同的实习场所，确定具体的教学目标。具体要求：①制订目标前，应先了解学生现有的学习情况，注意与实习配合，使学生对实习有一个系统、持续和完整的概念，以达到预定的学习目标。②师生共同以临床教学目标为依据，调动教与学双方的积极性，提高教学效果。③临床教学目标与整个课程的目标和学校教育宗旨相一致，包括学生知识、情感、精神运动各领域的预期行为。④临床教学目标应有一定弹性。

二、临床教学的组织领导

（一）建立健全护理教学管理系统

教学工作是连续不断的过程，具有统一性和持续性。护理教学管理系统必须领导、组织和实施教学全过程的工作，保证教学质量，以培养高质量的毕业生。这个护理教学管理系统应由医学院校领导、护理学院和护理部的有关人员组成，共同完成临床教学管理任务。可互派成员参加对方的教学活动，定期研究教学工作，组织实施教学计划，加强教学管理。临床教学管理系统组成后，即由院校及教学医院负责教学的人员挑选临床教师组成教学委员会，研究、布置、检查、总结教学工作，按计划完成教学过程中的各项任务。

（二）明确临床教学管理职责

1. 护理院校职责　加强学生的毕业实习教育；教育学生遵守医院的规章制度，严格遵守操作规程，杜绝差错事故发生；按照学生的层次和教学目的备好实习手册。

2. 教学医院职责　在思想上重视临床教学；加强临床教学的组织领导；及时落实实习科室职责和明确临床教师职责及工作程序。另外要建立教学联系与检查制度，及时进行全面的检查和总结，做好经验交流，共同提高教学质量。

（三）加强对实习生的管理

院方必须了解学生的情况，有针对性地做好思想工作，同时加强生活管理，保证实习任务的完成。对实习生要严格思想品德教育与管理；加强学生职业素质教育等。

第三节　临床教师角色及选择

一、临床教师角色

一个好的临床教师对于临床学习环境起着举足轻重的作用。由于临床教学的复杂性，临床教师扮演了众多的角色。他应有现代护士的专业角色，同时又承担教师角色，既是护理实践的参与者，又是护理教育者。护理实践参与者包括提供照顾者、健康教育者、管理者和决策者、病人利益的维护者等诸多角色；教育者的角色又进一步延伸到包括技术顾问、咨询者、支持者、研究者、改革者、评估观察者和计划者以及促进者在内的许多角色。临床教师还有一些更广泛的专业角色。他们应该关心教育心理学和认知科学研究的新进展，在课程设置发展方面也发挥着非常大的作用。临床教师的教育者与护理实践者的角色有时是重叠的，有时是分开的。这两种角色对于学生来讲都是需要的。作为临床教师，其教育者的角色应该是第一位的，教师最主要的职责应该是对学生负责。

二、临床教师的选择

临床教师作为护理教学工作中重要的一员，必须满足一定的条件和要求，才能保证临床教学的质量。一般对临床教师的要求包括:①个人素质。首先要有渊博的专业知识和文化科学知识;其次要懂得教育科学规律,学会教育技巧;第三要勇于探索,富于进取精神和学术上的开创力;第四要有高尚的道德品质,良好的医德医风,做学生的楷模。②知识结构。包括基础医学和护理专业知识,文化科学知识和教育学、心理学知识等;专业知识必须精深,还具有广博的基础文化和科学知识,另外,教育学和心理学的知识对提高教学效果也具有重要作用。③能力结构。即运用知识的能力,在组织教学中,能做到理论联系实际,抓住重点和难点,深入浅出地传授知识和技能,根据制定的教学大纲和目标,组织实施教学活动。④职业道德。要热爱本专业的教育工作,热爱学生,具有良好的职业道德,乐于助人,为人师表,以身作则;在工作中具有高度的责任心,严于律己,关心体贴服务对象的疾苦,耐心细致地根据学生的具体情况,因材施教,做到既教书又育人。

第四节　临床教学环境

一、临床教学环境的组成

"临床学习环境"作为一个整体概念,涉及到临床中包括学生在内的众多方面,如临床护理人员、临床教师、其他专业人员、辅助人员、护士学生、护理对象、护理类型、教育机会、资源、物理环境、其他方面等。

(一) 临床护理人员

临床护理人员,特别是病房护士长的角色是影响临床学习环境的最主要因素。病房护士长的领导方式、工作特性、性格特征等直接影响学习环境的有效性。学生认为有助于临床学习的护理人员特征有:以人道主义态度对待学生;小组团队精神和利于教学的管理方式;合格的护理实践和良好的教学意识。

(二) 临床教师

临床教师的能力是一个非常重要的问题,他们应该依据学生的不同层次、社会对护理的要求和学校教育哲理而具有不同的能力,如讲授能力、提问的技巧、解决问题的能力、组织讨论和评价的能力等。

(三) 其他专业人员

作为临床工作人员的一部分,其他专业人员,如医生、理疗师、营养师、化验员等也都是临床学习环境的一个组成部分。他们对待学生的态度,自身的实践能力以及教学意识等等也同样影响护士学生的学习。同时,其他专业学生的态度和评价也是影响护士学生学习的一个不可忽视的因素。

(四) 辅助人员

在临床,护士学生会遇到各种辅助人员,如搬运工、卫生员等等,他们都会对整个临床学习环境产生影响。

(五) 实习生

护士学生本身就是临床学习环境中的一个部分,而不是仅仅被动地接受其影响。在同一临床区域中,可能还会有其他相同或不同年级的学生共同实习,他们彼此之间也会产生影响。

(六) 护理对象

病人或服务对象的许多特征可以对学生的学习环境产生很大的影响,由于病种的不同,导致病区的“情感气氛”不同，这也会影响学生的学习。

（七）护理类型

学习环境的另一个方面是临床所采用的护理类型。如实行责任制整体护理的病房和功能制护理的病房对学生的学习产生不同的效果。此外，运用不同护理模式的病区对学生的实习也会产生不同的结果。

（八）教育机会

所有的临床工作人员，包括临床教师、临床护理人员以及其他专业技术人员在内都应该尽可能为学生在临床进行观察和讨论等提供学习机会。除此以外，制订一些比较正式的学习计划也有助于指导学生学习。此外，教育机会还包括使学生可以自由地阅读病例记录，以及提供一些教科书和专业杂志等等。

（九）资源

资源包括人力资源、物质资源等各个方面，资源的缺乏同样会使学习环境受到影响。

（十）物理环境

尽管每个学生可能会对临床物理环境产生不同的反应，但是物理环境对一些学生的影响可能会很强。特别是对于那些环境适应性较差的学生。

（十一）其他

其他因素如学生在临床实习的季节，同期在临床相同区域进修、学习人员的数量，每班工作时间及类型，甚至于食堂就餐时间等等均会影响临床教学。

二、社区临床教学环境

当学生在社区中进行学习时，环境也非常重要。首先，社区的物理环境与医院的物理环境有很大差别，特别是当涉及到去病人家中进行访视时。在这种情况下，护理人员是客人，通常大量的教学活动是通过观察来完成的，当离开病人家之后再进一步进行讨论，这就要求教师具有良好的人际交往能力和沟通技巧。此外，与医院的护理对象——病人不同，在社区的护理对象多是健康人或处于康复期的病人。尽管在社区面对的环境不像在医院紧急，但是，它要求社区护士能够相对独立地解决问题，因此社区的教学环境更有利于培养学生独立分析问题、处理问题的能力。

三、护理临床教学环境对学生心理的影响

临床学习环境中的各个组成部分对学生心理的影响主要是使学生产生不同程度的焦虑。每个个体都有其最佳的觉醒程度，在这种最佳程度下，个体的工作效率最高，对人的成功适应有利。当一个个体觉醒程度低于或超过最佳时，他的学习和做决策的能力就会下降。此外，病区的护理人员、其他专业技术人员、辅助人员对他们的欢迎与否，甚至病区的物理环境本身都可能引起学生的焦虑。所有这些因素可能会综合起来影响学生的表现，如果学生再进一步受到临床工作人员及护理教师态度和行为的压力，就会更加重其焦虑程度。

四、临床教师行为对学生学习的影响

国外一些研究报告了学生们认为临床教师影响学习的行为如下：

（一）有助于学习的态度或行为　包括：愿意解释并回答学生的问题；关心并尊重学生；鼓励并表扬学生；指出学生的进步；具有幽默感；声音、语调愉快；当学生需要时随时会出现在学

生身边；对学生进行指导的量适当；表现出自信并信任学生等。

（二）不利于学习的态度或行为　包括：使学生有威胁感；嘲笑讽刺学生；行为傲慢；轻视学生；在其他人面前纠正学生的错误等。

临床教师应该尽可能尊重、鼓励、支持学生，相信学生的能力，平时工作中采用友善的态度和行为关心学生，从而减少他们的焦虑，促进他们学习。同时，还应注意积累经验，与学生共同学习，相互学习，增加学生的自信和学习动机。

五、临床教学环境的评价标准

临床教学不仅涉及到教师的“教”，学生的“学”，而且与医院的病床数量、病种、仪器设备、基本建设、经费、医护人员的素质、医院管理、教学指挥系统的组成等方面都有关系。满意的临床教学环境应该具备的基本特征有：

1. 由健康权威机构认可，它能够做到以下几点：提供良好的医疗护理服务；满足临床实践的需要；由适当合格的工作人员提供足够的教学和指导；提供专业继续教育的机会；提供足够的经济支持以维持一定的标准。

2. 教学与护理实践之间应具有成功的合作关系。

3. 临床环境必须具有一个良好的学习气氛，它包括：所有的工作人员都能获得并利用学习机会；病房护士长应该定期进行检查和评价；在护理实践中应用护理科研的一些新发现；护理人员积极热情地钻研护理专业知识和技能。

4. 应该拥有一个具有一定设备的护理教育中心，以保证学生或教师拥有共同的教与学的场所。

5. 教师与学生的比例适当。

总之，学校与临床单位应共同合作制定出一系列临床学习环境的标准，从而为护士学生在临床学习阶段创造良好的条件。

第五节　临床教学常用方法

临床教学与课堂教学有很大的区别。临床教学很少采用说教式，大部分是以教师与学生一对一或小组的形式进行的。学生与教师之间建立起良好关系是非常重要的，因为工作的需要他们之间需要有大量的密切接触和相互合作。

临床教学存在一些特殊的困难，如教师为完成教学目的通常需要仔细地判断是否需要征得病人的同意，当病人询问自己的病情时应该告诉他多少信息，满足病人护理的需要与学生积累经验的需要之间常常会存在一定的矛盾。教师的责任是努力试图使两者相对平衡。

根据临床教学的特点，护理专业临床教学常采用的方法如下：

一、带教制

带教制是一种常用的个体化的临床教学方法。一般是一个教师带一个或几个学生，学生在每天的临床实践中与一个角色榜样共同工作。临床教师的高质量监督是学生巩固知识、发展专业技能的基础。带教制融合了“教师为中心”和“学生为中心”两种学习方式的优点，是一种非常有效、现实的方法。无论学生是主动的还是被动的，老师均能较好地掌握带教任务的完成情况。在带教制中，学生还可以以表格方式记录老师教学技巧的运用情况，从而为自己以后的学习和工作提供帮助。当然，教师也要明确表格中涉及的内容，以便做出表率。

带教制作为一种临床教学方法，其特点在于这种经历有助于增进教师的知识和技能；教师发挥了自身价值，感到被需要并受尊敬，增加他们工作的满意度；改善他们的人际关系等。同时对学生也有相当的益处：学生同一位合格的临床带教老师一起工作可以获得许多有价值的帮助；带教老师能够为学生选择最适合的服务对象，并通过照顾这样的服务对象达到学习目标；而且在带教老师的监护下，避免工作中的失误，杜绝差错事故给病人造成的损失；在老师的指导下，结合服务对象的特点，可以进行一些专题研究，在实践中锻炼自己的科研和创新能力。

当然，带教制也会给临床教师带来一定的压力。压力一方面来源于重复的带教过程及额外花费的时间、精力；另一方面，带教老师与学生之间的性格及教育背景的不同也可以造成压力；此外，压力还可以来源于对学生进行评价的过程以及遇到表现差的学生等等。另外，缺少有效的奖励机制，也会使带教老师丧失积极性。为了保证带教制的质量，必须遵循带教老师的选择原则选择临床教师，同时，要重视为带教老师提供必要的培训机会。

采用带教制时应注意教学医院与学校的密切配合，注意良好的沟通，建立相互信任和尊重的关系。学校教师也可以定期邀请临床带教老师、学生以及其他参与教学的人员举行座谈会，讨论带教过程中存在的问题，共同商讨解决问题的具体办法。

二、实习前、后讨论会

实习前、后讨论会是现今护理临床教学中较普遍运用的方法。此种教学方法可以极大地发挥临床实践基地的作用，是学生获得临床学习经验的重要组成部分。实习前讨论会一般需要半个小时，然后是与病人的交流和执行护理操作，最后是半个小时的实习后讨论会。

实习前讨论会上，教师要明确并澄清实习目的、安排实习的理由和学生实习的内容及希望达到的目标。通常，临床老师在实习前一天选择病人，校内老师和临床老师共同备课，教师在见习前一天或当天开始见习前向学生说明实习安排。临床教师可以采取一些方法评估学生，获得足够的信息，以便更好地组织教学。

实习后讨论会可给每位学生提供一个重新认识分析自我的机会，在评价当天实施护理活动的有效性、分享学习成果的同时，通过其他成员的帮助，获得建议，解决疑问。实习后讨论会应由学生自己主持，老师只是承担一名顾问的角色，在整体上控制会议的进展，激发学生的思维，反馈信息，同时做总结性发言。教师要注意尽量让每个学生都有参与机会。

三、临床查房

临床查房是临床工作中为了提高医疗护理质量及临床教学水平而采取的一种较好的教学方式，是为了提高学生的认识能力而采取的一种加深学生对某个问题的认识的一种教学方法。实质上是一种内容比较充实的，为了学生学习的目的而设计的，由多位有临床经验的临床教师共同参与的学习会议。临床查房有医疗查房和护理查房。护理查房可以帮助实习学生明确病人的护理问题以及所应采取的护理措施，以及针对此类病人应如何制定护理计划。同时每一位学生还应向查房老师学习处理护理问题的步骤及手段，以及工作的技巧运用等。在参加护理查房时，学生要注意记录和学习。

四、专题报告及研讨会

专题报告及研讨会是指对于临床护理发展的新概念、新理论、新方法、新技术等进行专题讲座和研讨，以期引入新知识，拓宽学生的眼界，提高学生能力或对新知识推广应用等的教学组织形式。其过程类似于组织一个会议。病房报告为学生和临床护士提供了一个良好的相互学习的机会，同时还可以锻炼大家在公众面前充分表现自己的能力和在同事面前报告的信心。专题报告与研讨会的主要特点是新颖。在组织专题报告或讨论会时，要注意激发实习学生的热情，促进大家的积极参与和思考。

三、其他临床教学方法

1. 临床学习项目　是指在临床护理工作中，建立的为促进本科室或单位护理实习学生完成学习目标的项目。它的目的是为了给学生在实习期间提供一个系统的学习经历。临床学习项目应该是一个具体的计划，主要包括：①目的和目标；②完成目标所用的技术；③项目评价等。

2. 个案研究　是对一个病人的健康问题进行全面的分析，它比制定一个护理计划更深入、更具体。个案研究法为学生提供了良好的机会，扩展了知识面，发展了解决问题的技能，促进了评判性思维，培养了决策能力，增强了书写的逻辑性等等。

3. 病房交班报告　是病房日常管理的一部分，每个实习的护士学生均会遇到，虽然各个病房之间的报告形式有很大差异，但都包括"互动性"的报告方式，即报告内容是由病房全体工作人员共同参与和讨论形成的。这种方式可以帮助学生熟悉整个病房的情况，掌握书写报告的方式，指导工作和实践。

4. 科研课题　应用一个小的科研形式，通过对一定范围内不同病人的研究来检验护理工作的某些方面。这种方法不仅能够锻炼学生的科研能力，而且能够促使学生对某些问题进行深入的思索。

练习题

一、名词解释

1. 临床教学　　2. 带教制　　3. 临床查房

二、填空题

1. 护理教育的最终目标是将护士学生培养成合格的____________。
2. 临床教学的重点是强调__________________。
3. 临床场所是一个__________场所，它有自己的范围和价值。在这里，学生经历了护理的__________________过程。

三、单项选择题

1. 下列教师行为中，有助于学生学习的行为是
   A. 使学生有威胁感，激发学生的上进心
   B. 行为傲慢，引起学生的敬畏感
   C. 表现出充分的自信
   D. 在其他人面前纠正学生的错误，便于改正错误
2. 带教制给教师增加了很大压力，原因是

A. 教师发挥了自身价值
B. 重复的教学过程
C. 可以避免或减少学生实习中的失误
D. 学生感到不是太浪费时间

3. 临床教学与课堂教学相比有很大不同，下列属于临床教学特点的是
A. 涉及病人真实情况
B. 教学准备较容易
C. 教学理论性强
D. 时间紧迫感差

四、多项选择题

1. 下列教师行为中，有助于学生学习的行为有
A. 及时鼓励学生的进步
B. 关心学生的生活
C. 威胁学生，以使其产生尊敬
D. 尊重其个人的意见
E. 行为傲慢，体现师道尊严

2. 在临床带教制中，带教老师的选择条件有
A. 热情对待学生
B. 与学生性格一致
C. 具备艺术欣赏能力
D. 良好的人际沟通能力
E. 对健康护理的认识与学校一致

3. 以下属于临床教师角色的有
A. 健康教育者
B. 病人利益的维护者
C. 技术顾问
D. 提供照顾者
E. 咨询者

4. 临床教学中多采用的教学方法有
A. 带教制
B. 讲授法
C. 实习前后讨论会
D. 护理查房
E. 模拟病例讨论

五、简答题

1. 简述临床教学中不利于学生学习的教师行为。
2. 简述带教制的优点。
3. 列举6条临床教师的角色功能。
4. 简述有助于临床学习的临床护理人员特征。
5. 简述临床教师应该具备的基本的教学技能。

六、论述题

1. 论述课堂教学与临床教学的区别。
2. 论述带教制的不足之处及克服不足的措施。
3. 论述有助于学生学习的临床教师行为。

参考答案

一、名词解释

1. 临床教学：是帮助学生将既往学到的基础知识与有关诊断、治疗及护理病人的操作技能相结合，为学生提供把基础理论知识转移到以病人为中心的高质量护理中的媒介，

并获得进入健康保健系统和继续教育所必须的专业及个人技能、态度和行为。

2. 带教制:是一种常用的个体化的临床教学方法。一般是一个教师带一个或几个学生,学生在每天的临床实践中与一个角色榜样共同工作。临床教师的高质量监督是学生巩固知识、发展专业技能的基础。

3. 临床查房:是临床工作中为了提高医疗护理质量及临床教学水平而采取的一种较好的教学方式,是为了提高学生的认识能力而采取的一种加深学生对某个问题的认识的一种教学方法。实质上是一种内容比较充实的,为了学生学习的目的而设计的,由多位有临床经验的临床教师共同参与的学习会议。

二、填空题

1. 护理专业人才
2. 理论与实践相结合
3. 社会　社会化

三、单项选择题

1. C　2. B　3. A

四、多项选择题

1. ABD　2. ABDE　3. ABCDE　4. ACD

五、简答题

1. 教师教学中,不利于学习的态度或行为有:
   (1) 使学生有威胁感。
   (2) 嘲笑讽刺学生。
   (3) 行为傲慢。
   (4) 轻视学生。
   (5) 在其他人面前纠正学生的错误。
2. 带教制是一种常用的临床教学方法,对学生和带教老师都有益处。其优点主要有:
   (1) 对带教老师:增进教师的知识和技能;教师发挥了自身价值,感到被需要并受尊敬,增加他们工作的满意度;改善他们的人际关系等。
   (2) 对学生:同一位合格的临床带教老师一起工作可以获得许多有价值的帮助;带教老师能够为学生选择最适合的服务对象,并通过照顾这样的病人达到学习目标;而且在带教老师的监护下,避免工作中的失误,杜绝差错事故给病人造成的损失;在老师的指导下,结合服务对象的特点,可以进行一些专题研究,在实践中锻炼自己的科研和创新能力。
3. 护理临床教师的角色有:
   (1) 护理实践参与者:①提供照顾者;②健康教育者;③管理者和决策者;④病人利益的维护者。
   (2) 教育者的角色:①技术顾问;②咨询者;③支持者;④研究者和改革者;⑤评估观察者和计划者;⑥促进者。(任选 6 条即可)

4. 临床护理人员，特别是病房护士长的角色是影响临床学习环境的最主要因素。病房护士长的领导方式、工作特性、性格特征等直接影响学习环境的有效性。学生认为有助于临床学习的护理人员特征有：

(1) 以人道主义态度对待学生。

(2) 小组团队精神和利于教学的管理方式。

(3) 合格的护理实践。

(4) 良好的教学意识。

5. 临床教师应该具备的基本的教学技能有：

(1) 讲授：包括备课认真，准备各种教学用具，授课语言精练，口齿清楚，条理性强，有逻辑性。能运用各种声调，语言幽默，态度和蔼，注重形体语言的运用，并及时对学生的反馈做出反应。

(2) 提问：包括提出的问题清楚明白，所问问题涉及的范围广，并且包括不同水平的问题，例如不仅局限于问一些记忆/回忆性、理解性等低层次的问题，而且问一些运用性、分析性、比较性、综合性以及评价性等高层次的问题。还包括鼓励学生发现自己的学习需要，提出问题并准确地评价自己的表现。

(3) 解决问题：包括描述问题、分析影响因素、收集资料、进一步分析资料、寻求解决方法以及应用这种方法去解决问题并予以评价。

(4) 组织讨论：包括明确讨论目标并做出计划、指导讨论以及总结讨论结果。

(5) 评价：包括根据实习的具体目标，按照一定的客观标准评价学习效果。

六、论述题

1. 课堂教学与临床教学的主要区别有：在课堂学习理论性强，模拟病历分析；时间紧迫感较差，即使对于急诊病例，也可以一步一步地分析；逻辑性强，系统性强；准备起来相对容易，可以做好各方面的准备；不涉及病人的情感，可以自由发言；可以一对多进行自由分析问题，无需注意保护性医疗等。而在病房，遇到病人随机性强，病人的情绪变化会影响教学的实施；病人的病情变化具有紧迫感，有时来不及充分分析就要进行抢救；涉及病人的真实情况，要注意保护性医疗制度；由于病人情况变化较快，准备起来相对较难，对于教学，有时只能见习而已。

2. 带教制存在一定的不足之处，主要有：①带教老师的压力。压力来源于重复的带教过程及额外花费的时间、精力，带教老师与学生之间的性格及教育背景的不同，对学生进行评价的过程以及遇到表现差的学生如何评价等等。②带教老师遇到以照顾病人为中心的医院与以教育学生为中心的学校目标不一致的情况。③缺少有效的奖励机制，会使带教老师丧失积极性等。

   要想克服带教制的不足，必须重视带教老师的选择。一般对临床教师的要求包括：①个人素质：首先要有渊博的专业知识和文化科学知识；其次要懂得教育科学规律，学会教育技巧；第三要勇于探索，富于进取精神和学术上的开创力；第四要有高尚的道德品质，良好的医德医风，做学生的楷模。②知识结构：包括基础医学和护理专业知识，文化科学知识和教育学、心理学知识等；专业知识必须精深，还具有广博的基础文化和科学知识，另外，教育学和心理学的知识对提高教学效果也具有重要作用。③能力结构：即运用知识的能力，在组织教学中，能做到理论联系实际，抓住重点和难点，深入浅出地传授知识和技能，根据制定的教学大纲和目标，组织实施教学活动。④职业道德：要热爱本专业的教育工作，热爱学生，具有良好的职业道德，乐于助人，为人师表，以身作则；在工作中具有高度的责任心，严于律己，关心体贴服务对象的疾苦，耐心细致地根据学生的具体情况，因材施教，做到既教书又育人。

3. 临床教学中，有助于学生学习的临床教师行为有：

(1) 愿意解释并回答学生的问题。

(2) 关心并尊重学生。

(3) 鼓励并表扬学生。

(4) 指出学生的进步。

(5) 具有幽默感。

(6) 声音、语调愉快。

(7) 当学生需要时随时会出现在学生身边。

(8) 对学生进行指导的量适当。

(9) 表现出自信并信任学生。

（宫玉花）

第六章　教育评估与评价在护理教育中的应用

学习目标

在完成本章的学习后，学生应能：

1. 描述教育评估与教育评价的发展过程。
2. 复述相关名词：测量、评估、评价、教育测量、教育评估、教育评价、正式评估、非正式评估、定量评估、定性评估、诊断性评估、形成性评估、总结性评估；效度、信度、区分度、难度。
3. 解释测量、评估与评价的关系；教育测量、教育评估与教育评价的关系。
4. 列出有效评估的标准、各种客观性试题编制的注意事项；试卷质量分析的指标；教育评价的主要模式；CIPP 模式的主要内容；进行课程评价的主要内容。
5. 列举评估和评价常用的方法；用观察法进行临床能力评估的主要方法；影响临床能力评估的主要因素；教育质量保证的主要内容。
6. 阐述试卷编制的基本原则；教育评价的功能。
7. 比较客观性试题与主观性试题的优缺点。
8. 会编制各种主观性和客观性试题。
9. 运用有关公式计算试卷的难度、效度、信度和区分度。
10. 会用各种评价表对教师进行评价。

重点、难点解析

第一节　教育评估与评价发展简史

科学的教育评估、评价最早兴起于 19 世纪中叶，到 20 世纪 60 年代后兴盛于以美国为代表的西方世界，经历了近一个世纪的探索，教育评估、评价才形成为独立的研究领域，并逐步向科学化的方向发展。目前在我国虽然各省市都有考试中心，也相应成立了许多评估、评价机构，广泛展开对教育的评估、评价活动，但是我们对教育测验、教育统计、教育测量、教育评估、教育评价的理论研究并不成熟，还没有真正形成自己的教育评估和评价体系，这与我国广泛开展的教育评价活动很不适应，因而学习、了解和借鉴西方的教育评估及评价思想，对我们具有十分重要的现实意义。

一、教育评估与评价的发展阶段

教育评估和评价的发展过程大体经历三个时期：萌芽期、形成期和发展期。

（一）萌芽期（19 世纪中叶到 20 世纪 30 年代）　教育评估和评价的萌芽阶段，教育评估和评价的主要对象是学校的教育成就和效率，评估和评价的依据是学生各种能力测验的数据，评估和评价的主要手段是教育测量。在这一阶段，教育评估和评价的中心内容主要是围绕对学生能力的测量，重点在于研究和开发用于测量能力和智力的客观化和标准化的工具测量学生的能力。

（二）形成期（20 世纪 30 年代到 20 世纪 50 年代） 教育评估与评价形成期的突出特点是出现了以教育目标为依据的"泰勒评价模式"，形成了一套比较完整的学校评价体系，1933 年至 1941 年，在卡内基基金会的资助下，泰勒教授主持进行了美国教育史上最著名的"八年研究"，其主要的研究结果是：①教育是改变人类行动方式的过程；②教育评价是一种衡量达到教育目标的过程；③应从各个方面对教育活动进行评估和评价；④评估和评价的方法不仅仅是依靠纸和笔的测验，而且包括观察、调查和评定，评估和评价更加注重系统性和综合性。

（三）发展期（20 世纪 50 年代到现在） 改变了泰勒模式的主导地位，出现百家争鸣的形势，如 1956 年布鲁姆（B. S. Bloom）发表的教育目标分类学——认知领域；1963 年克龙巴赫（L. J. Cronbach）在《通过评价改进课程》中提出评价者不仅仅要关心教育目标，检验教育目标达到的程度，更应关心教育的决策，评价和评估应注重教育过程，而不仅是教育结果；1966 年斯塔弗尔比姆（D. L. Stufflebeam）提出教育决策的中心 CIPP 评价模式；1975 年比贝（C. E. Beeby）认为评价应为系统的收集信息和解释证据的过程，在此基础上进行价值评定，目的在于行动。

二、相关概念

（一）测量、评估与评价

1. 测量（measurement） 是根据一定的规则，对事物进行量的测定。它是一个数量化的过程，即给某一个体或事物的某种特性打分或计数。

2. 评估（assessment） 相当于测量，除了可用于对事物进行量的测定外，它还可以用于测定事物非量化的价值。

3. 评价（evaluation） 是判断个体特性价值的过程，即对照一定的标准进行判断，个体特性是通过测量或评估获得的。

4. 测量、评估和评价之间的关系 "测量"一般只用于可量化的事物，而"评估"除可用于可量化的事物外，又可用于非量化的事物；测量和评估的本质是事实判断，在测量或评估获得信息资料的基础上，才能开始评价的过程，依据一定的标准判断事物的价值。评价实质上是价值判断，它突出价值观，充分重视对问题的分析与评判。价值判断和事实判断是人们把握客观世界的两种不同方式，两者反映的对象、意义和参加的心理成分都有着质的区别。事实判断是价值判断的基础，只有在弄清事实的基础上才可能做出合理的价值选择。一方面，评估或测量是评价获得信息的工具和手段，是评价的基础。另一方面，评估和评价往往交融在一起，人们所陈述的事实的"真实性"就必然包含一定的价值倾向性，如果对评估的事实资料不依据一定的目的和标准进行分析、解释和评价，那么评估获得的事实、信息也就毫无意义，所以评估包含有一定的评价内容，二者是相互依存、相互影响的辩证统一体。

（二）教育测量、教育评估与教育评价

1. 教育测量（education measurement） 是指应用测量手段对教育活动所作的量的测定。对教育投入、教育过程、教育结果、学生的能力等方面通过教育测量获得资料。

2. 教育评估（education assessment） 是对所设计的评估内容，根据一定的评估标准进行测量，并对测量结果进行统计、分析、整理、归类的过程。

3. 教育评价（education evaluation） 是参照现有的教育目标，通过系统地收集信息，采用科学的方法对教育活动中的事物或人做出综合价值分析和判断的过程。

教育测量、教育评估与教育评价之间有着密切的关系，教育测量、教育评估可以通过对学生知识的掌握、智力的发展、思想品德、体质状况以及教育活动的各个方面进行测定、评估，是教育评价信息的主要来源，为教育评价提供依据。如果没有教育测量、教育评估提供的资料、信息，教育评价将成为无源之水，失去了作价值判断的依据，也就无从谈起其科学性、准确性。相反，通过教育测量、教育评估获取的资料只有通过教育评价才能获得实际意义。

三、教育评估与评价在护理教育中的意义

教育活动是按照一定的社会和阶级的要求对学生施以全面的影响，因而运用科学的方法对它的内容、过程以及结果进行测量、评估和评价也就具有丰富的内涵。现代教育评估、评价的主要功能和根本意义，既不在于鉴定和选择，也不在于对学生进行警戒与鞭策，而在于根据一定的教育目标和标准通过系统地搜集教育过程的主要信息，准确地了解实际情况，进行科学分析，对办学水平、教育质量做出评价，为改进工作、开展教育改革和改善宏观的教育管理提供依据。护理教育是一门学科教育，而且是一门实践性很强的新兴学科，对护理教育全过程的评估和评价，其目的是为促进护理教育、教学改革和发展提供科学依据，这是保证和提高护理教育质量的重要手段之一。

第二节 教育评估

由于护理教育是一门实践性很强的学科，且由于高等护理教育起步较晚，因而学习和研究科学的教育评估方法，对护理教育的各个方面进行全面评估，获得资料和信息，是提高和保证护理教育质量的基础。科学的评估对护理教育具有鉴定、诊断、反馈、沟通、向导、激励、监督和决策的作用，其最终目的是保持、促进和提高护理教育质量。

一、教育评估的分类

教育评估是一个系统过程，依据不同的评估目的、要求，从不同的角度将评估分成许多类型，常用的评估类型及其特点如下：

1. 正式评估/非正式评估（formal assessment/informal assessment）

正式评估指运用科学的方法和工具进行测试获得资料，并对不同的资料进行整理、分类，再经统计学处理和比较的过程。正式评估的另一特点就是评估所获得的资料被法定机构认可。非正式评估则是个人的、主观的评估，它可以是从对学生每天行为的观察、从学生的练习以及非正式的接触或交谈中逐渐获得资料的过程。

2. 定量评估/定性评估（quantitative assessment/qualitative assessment）

定量评估是指采用定量计算方法，对评估的内容进行数量化的过程。定性评估是使用描述性语言对评估对象“质”的特征程度、状态和性质等非量化的资料进行收集、整理和分析的过程。

3. 诊断性评估/形成性评估/总结性评估（diagnostic assessment/ formative assessment/ summative assessment）

（1）诊断性评估是指在一项教育活动开始之前所做的评估，其目的是确定被评估对象的状态水平、存在问题等，即确定问题。

（2）形成性评估是在教育活动运行过程中随时进行评估，其目的是为了改进。即随时了解动态的教学过程，及时反馈信息，以便及时强化、及时调整，使教学活动在不断地监控中完善，以便顺利达到预期目标。

（3）总结性评估则是在教育过程某一阶段终结时，为对其总体状态和阶段效果进行的评估，其主要作用是进行阶段性总结。总结性评估强调结果，可为今后改进工作提供依据。一般在课程结束后采用期终考试的形式，用以了解学生是否已经达到了教学大纲所规定的目标。

4. 外部评估/内部评估（internal assessment/external assessment）

根据评估过程中主体、客体关系可将评估分为外部评估和内部评估。

评估的分类方法多种多样，每一种又各有特点，但是在实际应用中可以根据具体情况同时采用多种评估方式相结合，以便相互弥补，以达到全面、科学和准确收集信息资料的目的。

二、有效评估的标准

教育评估应力求建立客观的、准确的、符合评估目的和实际的评估标准的体系。教育评估的科学性体现在：评估要符合事实、符合逻辑、符合规范、符合目的。无论你所运用的评估是何种类型或是基于什么目的，任何有效的评估都需要符合一定的标准，一般我们从以下几个方面判断一项评估的科学性和实用性。

（一）真实性（validity）

真实性又称效度，效度是指评估的有效性，即一个评估的结果与欲要评估（测量）的属性之间相符程度的指标，也就是指一项评估实际上达到了多少它应该达到的目的。它是评估中最重要的一个方面。效度一般可分为三大类：内容效度、结构效度和效度标准关联效度。

（二）可靠性（reliability）

可靠性又称信度，它反映评估的稳定性，代表所得到资料的稳定程度。它是指一项评估对评估对象前后测量的一致程度，即它不受偶然因素干扰的程度。也就是在相同的条件下，评估工具多次对同一组对象评估的结果或所得到的资料相同的程度。信度的主要作用一是可用来估计评估结果的可靠性，一般标准化评估其信度应在0.90以上，通常要达到0.95；二是可以帮助教师提高设计评估工具的技能，通过对评估结果信度的分析，发现评估工具中的缺陷，从而及时加以纠正，提高评估工具的信度，这也是提高评估科学性所必须遵循的原则。

（三）区别性（discrimination）

任何测试、评估的目的都具有把那些能正确回答的人与不能正确回答的人区别开来的能力。区分度是指评估对被评估对象反应水平的区分程度和鉴别能力。对学生进行一项测试，如果从测试结果中无法区别学生的类型，那么，这项测试也就没有区别和鉴定的作用。

（四）实用性（practicality）

我们设计一项评估当然需要将评估在实际中应用，评估是否能简单、方便地实施，即其是否具有实用性是十分重要的。评估的实用性，也可称为可行性。评估的实用性要求评估的标准简明可测量，评估的量化方法方便易行，评估的结果要实事求是。

三、常用的评估方法

评估的方式多种多样，但是我们所设计的评估内容、评估方式和方法都应该紧紧扣住教育评估的目的。在护理学教学中，常用的评估方法包括观察法、笔试试卷、书面作业、口头报告、口试以及操作考试等。现以试卷编制来介绍一项评估设计的过程。

（一）试卷编制概述

在教育学中，“考试”属于教育测量的范畴，试题是考试的精髓。试卷的编制是实施考试的关键环节，考题质量的高低，直接关系到考试水平的高低和考试的成败，高质量的考题的标志是教学大纲符合率高(效度)，教学内容覆盖率大(信度)，考题题意清晰，数量适中，具有一定难度与区分度。

1. 标准化试卷的设计步骤　无论是大规模的国家级考试，还是教师自编课堂测验，从试卷的编制到实施、评分及结果的解释应用，是一个彼此相关、相互制约的系统工程。试卷编制的基本步骤有确定考试的目的和测量目标、设计测验蓝图、决定试卷时限、决定试卷测验类型、决定试题数量、决定记分方法、拟定试卷题目、实施考试、分析试题难度与区分度、筛选试题拼题、建立题库、鉴定试卷信度与效度、编制试卷量表、编写试卷使用说明。

2. 试卷编制的基本原则

(1) 编制试题应该严格遵守保密制度，不得以任何形式泄漏试题内容。

(2) 根据不同的考试目的和用途进行试卷的设计和试题题型的选择。

(3) 试题的量应根据考试的时间、内容、题型、试题难度及被测试对象的特点等选择。一般考试时间为 2 小时，试题的量应该以中等水平学生在 1 小时 30 分到 1 小时 40 分内完成为宜。

(4) 教学大纲的符合率。编制试题必须以教学大纲为依据，一般不可超出教学大纲范围。

(5) 教学大纲的覆盖率。为了试题有较好的覆盖率，试题内容及重点应与教学大纲要求一致，试题的数量应适当增加，每题的分数不宜过多，试题编制前应设计试题的分布，确定各部分内容的比例。为了保证教学大纲的符合率和提高教学大纲的覆盖率可根据 Bloom 认知目标分类学说和教学大纲的要求制定“双向细目表”，表 6－1 是以基础护理学的内容制定“双向细目表”的范例，纵向设计的目的是为了确定考试所要测量的内容，并确定其相对重要性和综合程度，原则“覆盖面大，重点突出”；横向设计的目的是为了确定考试所要测量的学习水平，并按其相对重要性和学生实际确定其比例。

表 6－1　基础护理学试卷设计双向细目表范例

教学内容(内容权重)		学习水平(目标权重)						合计
		知识	理解	应用	分析	综合	评价	
第一章	医院环境	2	1	1	1	1	0	6
第二章	人体力学在护理中的应用	1	2	2	2	2	0	9
第三章	病人舒适的需要	1	2	1	1	2	1	8
第四章	病人清洁的需要	2	1	1	2	2	1	9
第五章	生命体征的观察与护理	3	2	3	2	2	1	13
第六章	病人饮食与营养的需要	3	2	2	2	1	0	10
第七章	胃肠及排尿活动	3	3	2	2	1	1	12
第八章	消毒、灭菌、无菌技术	4	3	2	1	1	1	12
第九章	给药	3	2	3	1	2	0	11
第十章	输液与输血	3	2	3	1	1	0	10
合　计		25	20	20	15	15	5	100

(6) 为保证试题具有一定的区分度，根据考试的目的确定试题的难易程度。

(7) 题意清晰，内容简要，问题明确，用词简练，在编制试题时禁用概念混淆，模棱两可的词语，如：有时、可能、大约、或许、多数等。

(8) 试题的答案应该没有任何争议，特别是对于客观类型的试题而言。

(9) 试题应该彼此独立，不可含有暗示本题和其他试题正确答案的线索。

(10) 试题的实施和评分应方便易行。

(11) 在没有题库的情况下应设计试卷的副本。

根据测试和评估的目的，试卷可有不同的组成，试题基本可分为两种类型：主观试题和客观试题，每一种类型的试题都有自己的特点。

（二）主观性试题的编制

1. 论述题　论述题属于主观试题，其特点是要求学生用自己的语言和表达方式来回答问题，基本上不给学生回答问题设定限制，此类题适用于评估高层次的认知功能。

论述题测试作为一种间接方法，可用以评估学生的态度、价值、观点等情感方面。教师在设计一份论述题试卷时，应注意：①测试卷应在使用前就设计好；②要检查所提问题内容的真实性；③问题陈述要清楚，避免出现模棱两可的问题；④要在题目中给出行为动词；问题中要给出一些限制；⑥写清注意事项，指明答卷时间、各部分所占总分数的比例以及对语法错误和错别字的扣分要求；⑦最好不要设选答题，如果遇有学生的学习经历不同的情况时，再考虑设选答题；⑧设计一些可以测试学生高层次能力的问题，如具体应用和解决实际问题的题目；⑨题目宜多，答案宜精，不要出太大的论述题，这样，所学的内容可能更广泛地被包括在内；⑩要保证学生有充足的时间回答问题；⑪准备好评分标准。

2. 论述题试卷的评分系统

(1) 绝对评分法——分析法：在运用绝对评分系统时，常采用分析法，也就是说，在事先准备好的标准答案中，应指出各关键内容应给多少分或在总分中占多少比例，各部分的相对重要性应在分数分配比例中体现出来。

(2) 相对评分法——综合法：在运用相对评分系统时，常常采用综合法，要求有标准答案，但只是作为一种比较的标准，分数不以百分制计，而是以“非常好/好/一般/一般偏下/不好”等这样的等级来计分。

(3)“光环”效应：在对论述题测试进行评分时，避免“光环”效应是非常重要的。“光环”效应是指一个学生前面问题的回答情况会对评分人评阅其后面的结果产生影响。阅卷人应该采用各种方法克服“光环”效应，以期达到公平的效果。

3. 主观性试卷的反馈意见　有些教师认为考试的目的就是评估学生取得的成绩，因此不写反馈意见，答卷也不发给学生，有些学校，虽然发还学生试卷，但也不写反馈意见，学生从试卷上只能看到哪道题错了，扣了多少分，却不知道扣分的原因，所以不容易从教师评阅的试卷中直接获得经验、教训，也就无法从中提高，因此，其实试卷的反馈意见对于学生的学习是非常重要的。

4. 论述题的优、缺点　见表 6-2。

（三）客观性试题的编制

主观性试题的局限性导致了客观性试题的发展，“客观”这个词是指在对考试的试题进行评分时不受评分人主观意见的影响，而是完全取决于答卷人的知识水平。与论述题测试相比，由于答案已确定，客观题测试在评分人方面是完全可靠的；题目可以很多，从而保证教学大纲中所要求内容的覆盖率，试卷内容的真实性也高；并且节省阅卷时间。

表 6-2　论述题的优缺点

优　点	缺　点
1. 考试对象可以不同的侧面、广度和深度进行自由作答	1. 内容真实性低
2. 它可用于考查学生多方面能力	2. 评分困难、分数可靠性低
3. 可间接用于态度和价值观的评估	3. 书写能力会影响分数
4. 命题比客观性试题容易	4. 选答会影响分数
	5. 学生感到疲劳

1. 客观性试题的种类

(1) 单项选择题

1) A 型题:在备选答案中只有一个是正确的,或最佳答案供选择,包括三部分:"主干部分"——问题的陈述;"答案部分"——正确答案;"干扰部分"——错误的答案。选择项至少应给出三条以上,以减少猜对的可能。

2) B 型题:选项中由一组三个以上备选答案列于若干个题干前面,要求从备选答案中选出 1 个最佳答案。

(2) 多项选择题(X 型题):从这种题中可以选出一个以上的正确答案,或者说是将不正确的答案挑出,剩下的全都是正确的,所以这种题型又称为反选择题。

选择题的各种形式已被学生广为熟悉,选择题不但能评估学生对概念、相关知识的认知能力,它也能测出理解、分析、综合以及评价等多种层次的能力。

(3) 配对题:包括两列内容,要求学生将 A 列中的陈述项与 B 列中的选择项配对。配对题在测试学生的专业名词掌握情况及甲、乙两件事之间的特殊关系方面是很有用的。

(4) 是非题:是非题要求学生判断某项陈述是对还是错,这种题型猜对的可能性很大,并且很难找到绝对正确或绝对错误的题,因而目前在护理相关内容的试卷中应用此种类型的题目较少见。

(5) 因果判断题:这种题型给出两种陈述,一种是结论,另一种是原因。要求学生判断①两种陈述谁对谁错②原因是否正确解释了结果。

(6) 填空题:在填空题中,要求学生将问题陈述中缺少的内容填入相应的空格内,使陈述的内容完整、正确。这种类型的题目是用来测试学生对名词、概念的掌握情况,但一般不适宜测试高层次的能力。有时,适合于填空的答案不只一个,使得在评分过程中出现不客观的现象。

(7) 阅读理解题:这一题型要求首先给学生一篇文章或一些资料,之后提出几个问题,让学生在文章或资料中找出正确的答案。阅读理解题可用来评估学生认知领域的水平,包括对相关资料的认识能力、归纳能力、运用原理的能力以及假设和推理的能力。

2. 设计客观题试卷的注意事项

(1) 选择题的注意事项

1) 主干部分应做到:①问题的陈述必须清楚;②只给出必需的资料即可;③可出些较难的题,以测试高层次水平。

2) 选择项应该是:①三个或三个以上,以减少猜中的可能;②应按逻辑或数字顺序排列;③尽可能短,但应保证清楚;④避免重复;⑤应是同类性质的内容。

3）干扰部分应该含有使人粗看起来似乎正确的内容，这样才能在学生选择正确答案时起到干扰作用，应该避免使用那些一看就不正确、与问题毫不相干的陈述做干扰项。

4）A 型题中答案部分应是惟一的一个最合适的回答。

设计选择题时的注意事项中大多数也适用于其他类型的客观测试题，但其他类型的题还有各自需要特别注意的地方。下面就简要复习编制其他题型的注意事项。

(2) 配对题注意事项：当设计配对题时，应特别注意两点。第一，选择项一定要多于陈述项，以减少猜对的可能。第二，较长的陈述应作为陈述项，这样，学生在寻找答案时可以节省一些时间。

(3) 是非题注意事项：第一，应保证每道题都是完全正确或完全错误的，避免出现模棱两可的陈述。第二，避免出刁钻古怪的题。

(4) 填空题注意事项：①留出重要的词让学生填；②在一句陈述中需填的空不能太多。③保证题目本身是正确的。

（四）试卷的质量分析

试题应该按照科学的程序进行编制，确保试卷具有较高的真实性（效度）和可靠性（信度），这些内容我们在前面讲解试卷编制原则时已涉及。为了进一步完善试卷，必须对试题和试卷的质量进行分析，目的在于提高试卷质量，保证通过试卷获得信息资料的可靠性。试卷质量的分析主要通过难易度、区分度、信度及效度等重要的量化指标进行评价。

1. 试卷的难度　难度是指试卷的难易程度，通常用难度指数加以描述。试题难度的描述方法较多，我们只介绍较为简单又容易理解的计算公式。这种方法主要根据试题答对的百分比来估计难度。公式为：

(1)针对客观试题

$$P=\frac{R}{N}$$

其中 P 代表试题的难度；R 代表答对的人数；N 代表全体被测试人数。

(2)针对主观试题

$$P=\frac{\text{某题的总平均分}}{\text{该题满分值}}$$

难度不是一个独立的指标，仅根据难度的高低还不能对试卷做出质量判断。P 越大，说明答对的人数越多，题目也就越容易；P 越小，答对的人数越少，题目越难。题目太难或太容易，试题就无法区分被测试对象之间的差别，同时测试的信度也很低；而难度适中的题目测试的信度较高。

2. 试卷的效度　效度是指由数据所提供的差异反映出所要测量的各个项目之间的真实差异程度。一个测验必须能测出她所要测定的功能或达到其测量的目的才算有效，但是，到目前为止，估计测验（考试）效度还没有十分有效的方法，通常用的有内容效度和效标关联效度。

效标关联效度是以一次认为是最有效的测验成绩作为效标，计算出本次测验成绩与效标之间的相关系数（以 r 表示），相关系数的值在 −1 到 +1 之间，r 为 +1 表示正相关，r 为 −1 表示负相关。相关系数可以运用多种公式进行计算，下面介绍一种常用的公式。

$\sum xy$ 是每个学生在 X 测验中的离均差（x）与在 Y 测验中的离均差（y）的乘积相加之和。

$$r_{xy}=\frac{\sum xy}{n\times\sigma x\times\sigma y}$$

n 为参与的学生数目；σx、σy 分别是 X 测验和 Y 测验的标准差。

如果相关系数高，说明本次测验与效标的测量效果一致，测验的效度就高。

3. 试卷的信度　是指试卷的一致性和可靠性的程度，信度大体包括内部一致性信度和稳定性信度。前者是本测验内部部分之间相关的程度，追求其等同相关系数。后者是指同一测验先后两次在同一被测总体中实施，两次测验结果的相关程度。试卷整体信度即稳定性信度的计算方法也较多，下面介绍运用对半相关法计算试卷信度，其公式为：

$$r_{tt}=\frac{2r_p}{1+r_p}$$

r_{tt} 为试卷整体的信度，r_p 是对半相关系数。

4. 试卷的区分度　是指试题区分被测的特征差异或鉴别其优劣、高低程度的能力。一般讲，一道试题，如果被测对象能力高，其得分高，如果被测对象能力水平低，得分低，这种结果就表示这道题有较高的区分度，它能够把学生成绩好的与差的区分开来。下面我们介绍用极端分组法计算区分度。

(1) 客观试题：$D=\frac{2\times(P_H-P_L)}{N}$

D 代表区分度；P_H 代表高分组中答对该题的人数；P_L 代表低分组中答对该题的人数；N 高低分组的总人数。高分组为总分前 27% 的被测者，低分组为总分后 27% 的被测者。

(2) 主观试题：$D=\frac{2\times(\text{高分组该题的总分}-\text{低分组该题的总分})}{\text{高分组该题的总分}+\text{低分组该题的总分}}$

根据区分度的计算方法，区分度的范围是从 −1.00 到 1.00，区别度为 0 表示没有区别；区别度为负数，说明学的不好的学生的正确率比学好的同学还要高，这时教师就要对这道试题特别注意，仔细分析这种情况发生的原因是什么，例如是题目含糊不清还是标准答案有错误，以便及时修订或更正。美国测验专家 Ebel 根据长期测验提出评价试题的区分度标准如表 6－3 所示：

表 6－3　评价试题的区分度标准

区分度	试题评价
0.40 以上	很好
0.30～0.39	良好，修改后更佳
0.20～0.29	尚可，仍然需要修改
0.19 以下	差，必须淘汰

5. 试卷质量的综合分析

(1) 区分度与难度：区分度与难度有一定的交叉关系，在一定的范围内，难度值(P)越小，则区分度(D)越高，但是如果难度值过小，区分度反而下降；如果难度过大，区分度自然也难以保证。一般认为：

- $P>0.5$　$D>0.2$ 可以认为试题难度适中，区分度良好；
- $P<0.5$　$D>0.2$ 试题偏难，但仍然有较好的区分度；
- $P>0.5$　$D<0.2$ 区分度较差，如果内容是学生必须掌握的，试题尚可使用；
- $P<0.5$　$D<0.2$ 无区分度，又过分难，应该放弃不用。

(2) 难度、区分度与信度：各个试题的区分度越大，试卷的信度越大，也就是难度中等的题目组成的试卷的信度较大。

(3) 区分度与效度:试卷的区分度是以测验的实际得分与测验总分的相关性来表示的,因此区分度越大,测验的效度也就越高。

(4) 试卷信度高是效度高的必要条件:由信度与效度的理论定义,不难看出要具有较高的效度,必须具有较高的信度;而较高的信度不能保证必定具有较高的效度。试卷测试前后两次结果相似,可以说明稳定性较高,试卷测试具有较高的信度,这并不能说明试卷与教学大纲有较高的符合率,即试卷内容有效性高。

四、临床能力评估

对学生临床能力的评估可采用形成性评估与总结性评估相结合;试卷评估与实际操作评估相结合;正式评估与非正式评估相结合等多种形式。

(一) 学生临床能力评估的内容

评估内容主要应依据教学大纲的要求设计,内容涉及认知领域、情感领域和精神运动各个领域。

1. 认知领域　评估学生知识的掌握程度,根据 Bloom 的认知层次,可以通过试卷、病历分析、口头报告、演讲方式,分别从知识、理解、应用、分析、综合、评价的层次收集学生掌握知识的情况。

2. 情感领域　评估收集学生在临床学习中的信念、敬业精神、学习态度、团结协作、仪表、对待病人的态度等方面的信息。

3. 精神运动领域　临床操作技能。通过实际的技术操作获得评估的资料。

(二) 常用的临床能力评估方法——观察法

临床能力是一种实际工作能力,常用的方法有观察法、书面作业、口头报告、模拟考试等。我们经常对学生实际工作通过观察法来获取信息资料,可以采用检查表或等级评分表来指导观察。

1. 检查表　简单地说是一张与具体的护理措施有关的学生行为清单。评估人用检查表来检查学生是否完成了某些操作,重点在于观察学生的行为,一张检查表可能只包括一些需要学生去做的行为,也可能会包括一些做得不好的行为。

2. 等级评分表　可以告诉我们学生在某一方面或某些操作做的是好还是不好。等级评分表有数字型分级和描述性分级两种。

(1) 数字型等级评分表:用数字等级的形式描述学生的实际水平。

(2) 描述型等级评分表:主要运用文字描述的方法,对学生某项实际操作能力进行描述。常用的有双极描述法、副词描述法和短句描述法。

(三) 影响临床能力评估的因素

对临床能力的评估多采用观察法,观察性评估往往受以下三个因素的影响,即评估人、学生和评估方法。

1. 评估人　评估人对评估的影响主要表现:①评估人的态度:评估人是否认真、严谨,能否严格执行评估的标准,对评估是否有兴趣,评估人是否存有偏见或不同意见;②评估人的动机;③评估人的主观因素,一种是“光环”效应,另一种评估人在打分时很大方,学生的所得分超过了他的应得分;④评估人的经验,既往是否参加过评估工作,对评估工具的熟悉程度以及对评估内容是否熟悉等也会影响评估结果;⑤其他:评估人缺乏足够的评估时间;评估人的个性特征，如性格急躁、缺乏条理性等都将影响评估的结果。

2. 评估对象　影响评估的主要因素是被评估者对将要评估的内容的准备程度，以及面临评估现场时的焦虑水平。

3. 评估方法　评估学生的临床能力是采用间断评估法还是连续评估法，所得到的结果大不相同。

（四）评估临床能力时的注意事项

需事先做好周密的计划；临床评估需要得到病人的配合；实际中评估人需要确定参与评估的方法，即是完全参与评估，还是边工作边评估，两种方法各有优缺点；评估结束后，在给学生反馈意见之前，应该先听取学生的自我评价，这样可以鼓励学生自我完善，评估完毕之后，让学生休息一下，使其从评估的紧张中恢复过来，否则，由于过度紧张她很可能不能够完全理解你给她的反馈意见。评估人要做到既提出了有益的意见又不伤及学生的自尊心；即使对于评估结果不及格的学生，在明确他的操作未达标准的同时，也要指出他的优点所在，给予信心。

第三节　教育评价

一、概　述

1. 教育评价功能　包括导向功能、调节功能、激励功能、鉴别功能。

2. 评价前需要明确基本问题　①教育评价的对象；②教育评价的目的；③教育评价的标准；④教育评价的手段。因此，教育评价的实质是参照现有的教育目标，通过系统地收集信息，采用科学的方法对教育过程中的事物或人物做出综合价值分析和判断的过程。其目的在于提高教育质量、推动教育改革、改善教育管理以及做出教育进步的决策。

二、教育评价模式

1. 目标模式　又称目标导向评价模式或泰勒模式，其主要内容是以目标为中心对活动结果进行评价，判断目标达到程度评价。

2. CIPP 模式　由美国学者斯塔弗尔比姆（Stufflebeam）在批判目标评价模式的基础上，于 1966 年创立的，①C(context evaluation) 即背景评价，评价的第一步；②I(input evaluation) 即输入评价；③P(process evaluation) 即过程评价；④P(product evaluation) 即成果评价。CIPP 评价模式的特点是以决策为导向，重视评价的改进功能，同时将诊断性评价、形成性评价、终结性评价完整地结合在一起，充分发挥了教育评价导向、改进职能。

3. 目标游离(goal free)模式　斯克里芬经过多年的实验研究提出目标游离模式，其目的是为了降低方案、计划制定者主观意图对评价活动的影响，以利于评价者收集全部的关于方案的成果信息。

4. 对手(adversary)模式　这种模式是采取准法律过程——评委会审议形式，对提示的方案正、反两方面长短、得失进行评价模式。

5. 哈蒙德模式　由哈蒙德(Hammond)提出，主要内容是确定达到某个教育计划目标的程度，该模式也是确定改革效果的一种系统形式。哈蒙德从三方面对教育进行评价，即教学结构方面、机构方面、行为目标方面。

三、教育评价过程

（一）教育评价的步骤

教育评价一般需要经过包括确定评价目的、建立评价模型、收集评价信息、处理信息资料、做出判断、反馈指导等步骤。

（二）教育评价指标体系的设计

指标就是目标的一个方面，它应是具体的可测量的、行为化和操作化的目标。具有系统化和紧密联系的一群指标才能反映全部的目标和目标整体。与教育目标相比，指标体系往往具有更强的指导定向作用。

1. 指标体系的结构　教育指标体系可以按照不同的形式分为多级，如根据教育内容可分为目标指标、过程指标和条件指标。

2. 指标体系设计的程序和基本方法　评价指标体系的设计，有较强的政策性和技术性，需要按照一定的程序，采用科学的方法，进行技术处理，才能达到理想的效果，基本的步骤和方法如下。

（1）分解教育目标，初步拟定指标。

（2）归类合并，对指标进行筛选。

（3）理论论证，对经过筛选的指标进行论证。

（4）专家评判，请专家和教师等对指标进行评判和修订。

（5）预试修订。

在护理教育中正确运用教育评价，发挥教育评价的导向功能、调节功能、激励功能和鉴别功能是实现护理教育决策科学化，加强护理教育系统科学管理，实现整体优化，调动各个方面积极性，促进护理教育教学改革，强化素质教育，全面提高护理教育质量的重要措施。

四、教育评价的内容

当我们谈到教育评价时，常常要看一所护理学院在教育方面的整体情况，即：学校的结构，如资金、人员、环境等；学校的教学过程，如教学方法、教师的技能等，以及教学效果，如学生的知识和技能，满意程度等。教育评价可在大范围内进行，指标主要是评价学院的整体情况。而教学评价主要涉及教与学过程中的因素，往往更加重视课程结构、教师教学质量、授课情况等。

（一）课程评价

课程评价的规模比对一所护理学院评价的规模要小，但进行课程评价时却必需考虑到其所在护理学院的评价结果，因为课程是在学院中讲授的，学院在资金、设备、人员等方面的任何问题都会对所有课程产生直接或间接的影响。对课程的评价可能涉及以下内容：

（1）课程目标是否合适并且是否达到。

（2）课程结构、进度和连续性如何。

（3）课程大纲的实用性与现实性。

（4）教学方法的质量与效果。

（5）课程结束后学生的能力。

（6）课程目标是否进行了评估，评价学生学习效果。

（7）工作人员的进取心及凝聚力。

（8）资金的提供及利用。

教学评价或课程评价有两种主要的收集资料方法——定量法与定性法，定量评价重点在收集数量性的资料，因此是一种测量模式。相反，定性评价则不大正式，而且更有赖于观察及对现象的解释，关于两种评价的优缺点还存在着争议，很大程度上取决于个人的看法。定量评价与定性评价在护理教育中都是十分常用的。

（二）教师教学质量评价

在教学过程中可以通过对教师的教学态度、教学水平、教学方法和教学效果四个方面的评价，来判断教师教学质量的高低，参与评价的可以是教学管理人员、教师和学生，通过填写问卷的方式进行。

（三）教师授课质量评价

授课评价一直被认为是各种教育系统考核教师水平的重要活动之一。对授课进行评价的方法较多。问卷是所有评价方式中的标准方法，它需要答卷人回答有关某位教师的问题。答卷人可以是学生，也可以是这位教师的同事。同样，学生也可以参与对授课的评价，让学生评价一门课程往往比让他们评价这门课程的每次讲课更有意义。原因是，第一，把对每次课的评价再综合起来往往很困难；第二，教师得到的是学生对他一学期来授课的总体反映而不是某次课的特殊表现。

五、教育质量保证

（一）概　述

保持和提高护理教育的质量是护理界所有领导者们重要的职责之一，质量是一种价值判断而非客观真理，因为它是个人的看法。显然，每个人对“什么是好的质量”的看法是不同的。而且，质量这一概念在不同的环境、不同的时代也是不同的。1983 年，世界卫生组织的定义是：质量保证是一项正式的活动或项目，其目的是评估并提高一个有组织的医疗机构或康复机构的护理质量。这样的活动或项目包括确定质量上的不足之处、纠正质量问题以及评估活动或项目本身的有效性。从事质量保证活动的机构（包括人员、基金、仪器设备等）需执行的活动包括：①提供规范，设立标准，进行审核；②监督及评价；③纠正错误，解决问题。

要想对护理质量进行客观的、系统的监督和评价，就需要制定出连续的质量保证计划，以解决现存的问题，提高护理质量。可从技术质量（业务方面）、资源利用（效率方面）、危险因素的控制（与医护服务有关的病人受伤性危害）及病人对服务的满意度进行。

（二）教育质量保证的内容

无论在何种领域，质量保证一般包括一个机构或系统的组织、执行及结果三个方面的内容。

（三）质量保证的方法

谈到护理实践与护理教育中的质量保证，我们可以运用许多专门的系统或方法。其中之一称为“质量小组”法。“质量小组”是一种由小组成员共同解决问题以促进服务质量的方法。小组由 3～12 人组成，定期开会，讨论并解决工作中出现的主要问题，这些问题可由他们亲自解决或领导其他人去解决。同时，小组成员还需不断接受培训，学习解决问题的技巧。质量小组法提倡的是集体的力量，一个人的思路和智慧毕竟是有限的，所以，在护理学院中由一组老师共同来解决常见问题，是一种值得提倡的方法。总之，质量保证活动的目的就在于能够使服务对象得到一个安全、可靠、经济而又有效的服务。

练习题

一、名词解释

1. 评估　　2. 形成性评估　　3. 效度

二、填空题

1. 测量只能用于______的事物，而评估则不仅可用于______的事物，还可用于______的事物。
2. 论述题的评分系统有______评分法和______评分法。
3. CIPP 评价模式的基本步骤 C 表示背景评价；I 表示______评价；P 表示________评价；P 表示成果评价。
4. 质量保证是针对一个机构或系统的______、执行和______三方面的内容而进行的。
5. 教育评估和评价的发展过程大体经历了萌芽期，______期和发展期三个时期。

三、单项选择题

1. 有关论述题特点的描述，下列正确的是
   A. 内容的真实性低
   B. 分数的可靠性高
   C. 可直接评估态度、价值观
   D. 适用于测试学生对知识点的记忆
2. 对临床能力评估，下列描述正确的是
   A. 被评估对象的焦虑水平对评估无影响
   B. 评估人的既往经验对评估的结果有影响
   C. 评估人的态度、兴趣对评估影响不大
   D. 采用间断性评估和连续性评估的结果相同
3. 下列**不**属于教师评价内容的是
   A. 教室环境
   B. 授课的难易程度
   C. 授课时的表达能力
   D. 是否抓住学生的注意力
4. 下列有关教师授课质量的评价正确的是
   A. 授课评价只能通过观察法来完成
   B. 学生和教师都可以参与授课评价
   C. 用观察法进行授课评价近似于定量评价
   D. 学生评价每次讲课比评价一门课程更有意义
5. 下列关于编制选择题时的注意事项中，**不**妥的项目是
   A. 问题的陈述应清楚，不要包含一些不必要的资料
   B. 选择项至少应给出三条，以减少猜对的可能
   C. 选择项若是数字，则不必按顺序排列，以增加干扰作用
   D. 单项选择题的答案应保证是惟一正确的

四、多项选择题

1. 在教学过程中对教师质量进行评价时主要包括的内容是
   A. 教学态度
   B. 教学水平
   C. 教学方法
   D. 教学效果
   E. 教学辅助用具
2. 对评估和评价的描述正确的是
   A. 评价是评估的基础
   B. 评估是评价的基础
   C. 评估的实质是价值判断
   D. 评估只可以用于非量化的事物
   E. 评价过程是依据一定的标准判断事物的价值
3. 判断评估质量的主要标准包括
   A. 效度
   B. 效应性
   C. 区别性
   D. 实用性
   E. 可靠性

五、简答题

1. 简述课程评价的主要内容。
2. 简述评估与评价的关系。

六、论述题

举例说明客观性试题与主观性试题的优缺点。

参考答案

一、名词解释

1. 评估:相当于测量,除了可用于对事物进行量的测定外,它还可以用于测定事物非量化的价值。
2. 形成性评估:是在教育活动运行过程中随时进行评估,其目的是为了改进。
3. 效度:是指评估的有效性,即一个评估的结果与欲要评估(测量)的属性之间相符程度的指标,也就是指一项评估实际上达到了多少它应该达到的目的。

二、填空题

1. 可量化　可量化　非量化
2. 绝对　相对
3. 输入　过程
4. 组织　结果
5. 形成

三、单项选择题

1. A　2. B　3. A　4. B　5. C

四、多项选择题

1. ABCD　　2. BE　　3. ACDE

五、简答题

1. 答:① 课程目标是否合适并且是否达到;② 课程结构、进度和连续性如何;③ 课程大纲的实用性与现实性;④ 教学方法的质量与效果如何;⑤ 课程结束后学生的能力;⑥ 课程目标是否进行了评估,评价学生学习效果;⑦ 工作人员的进取心及凝聚力;⑧ 资金的提供及利用;
2. 答:① 评估的本质是事实判断,在测量或评估获得信息资料的基础上,才能开始评价的过程。② 评价实质上是价值判断,它突出价值观,充分重视对问题的分析与评判。③ 一方面,评估或测量是评价获得信息的工具和手段,是评价的基础。另一方面,评估和评价往往交融在一起,二者是相互依存、相互影响的辩证统一体。

六、论试题

答:举一实例说明以下特点。

优　点	缺　点
1. 考试对象可以不同的侧面、广度和深度进行自由作答	1. 内容真实性低
2. 它可用于考查学生多方面能力	2. 评分困难、分数可靠性低
3. 可间接地用于态度和价值观的评估	3. 书写能力会影响分数
4. 命题比客观性试题容易	4. 选答会影响分数
	5. 学生感到疲劳

（尚少梅）

第七章　护理院校的教育管理

学习目标

在完成本章的学习后，学生应能：

1. 描述教育管理学的定义；
2. 列举各级行政管理机构的职能；
3. 解释护理学院的管理过程；
4. 分析我国护理教育的体制；
5. 讨论护理教师选聘的标准。

重点、难点解析

第一节　绪　论

一、教育管理学定义

教育管理学是一门研究教育管理过程及其规律的科学，它以教育管理过程及其规律作为自己的研究对象，主要包括领导行为、管理职能、教育评价、人员培训、组织制度和教育督导等。广义的教育管理学包括教育行政和学校管理两部分，教育行政是指教育、学术、文化的行政。狭义的教育管理学是以一定类型的学校组织作为研究对象，阐述社会环境与学校之间的关系；学校内部诸因素之间的关系；以及学校组织如何为提高教育质量而提供必要的环境、秩序和措施，以便学校组织按照教育规律正常运行。通常教育管理学涉及以下几个方面：

1. 创造和维护有效的学习环境。
2. 按不同需求进行课程设置和课程内容描述。
3. 监测和评价学校、教师和学生的行为。

二、教育管理学的主要功能

教育管理学在学校管理活动中具有组织管理、环境和课程三方面的功能。

三、护理教育领导者的主要功能

护理教育领导者的主要功能包括人事管理、教育教学管理、科研管理、对外交流与合作以及政策的制订与实施、制订工作计划、预算等。

第二节 护理学校组织

组织是由若干部门按一定结构方式组合而成，并去实现某个特定目标的整体。护理学院是一种服务性组织，它们的服务对象就是护理学生。作为大学的组成部分之一，护理学院（系）是一种文化机构，其组织的特点主要体现在组织的构成要素（包括工作的表达和安排方式、信念和权力）上。

一、高等护理教育的行政管理系统

高等学校的行政管理系统，主要是指由高校内相互联系的不同权力和职责主体所共同构成的具有特定结构和功能的统一体，高等学校的行政管理系统有校-系二级结构和校-学院-系三级结构。由于护理学科发展的特点，决定了护理教育在高等院校中的行政管理系统为校-院或校-系二级结构。

二、各级行政管理机构及其职能

1. 校级行政管理机构及其职能

目前我国大多高校实行党委领导下的校长负责制，其组织机构是直线-职能制形式结构。校长对下级进行指挥、下达命令并负全部责任。各种职能部门作为校长的参谋机构和助手，协助校长执行学校各方面的管理事务，不拥有决策权。

2. 学院级行政管理机构及其职能

护理学院的院长由校长任命，并对校长负责。其基本职能是协助校长管理护理学院内的事务；协调所属各教研室及与教学医院各临床护理教研室的关系；制订学院的发展规划和发展学科建设；统筹全院的人、财、物等资源的调配等。目前我国护理学院机构内部一般不设系级机构，而是直接设立教研室。

3. 系级行政管理机构及其职能

我国护理教育的学院制管理仅在少数高校实行，大部分高校仍然以护理系的形式行使其管理职能。护理系常直属校部管理，系级行政管理机构在上级部门的指导下，具体负责开展护理教学和科研活动，落实上级意图，接受上级监督和考核。护理系机构内部设立教研室或教研组，教研室或教研组是护理教育和科研的最基本单位。

第三节 护理学院的管理过程

一、管理过程的要素

管理过程包含七大要素：计划、组织、人事、指挥、协调、报告和预算。

二、护理学院的管理过程

根据美国管理学家戴明的 PDCA 学说，护理学院的管理过程可以分为四个环节：计划、实行、检查和总结。

（一）计划

制定计划的步骤包括获取信息、了解情况、起草初稿、充分讨论和最终定稿。计划的作用有：①使管理活动围绕目标进行；②提供活动的路线图；③使工作具有系统性；④将发展战略转化为日程表；⑤使教职工明确工作范围和职责。

（二）实行

计划的实行是管理全过程的中心环节，包括组织、指导、协调、激励等。

（三）检查

检查的目的是控制运行，纠正偏差、考核业绩，推广经验；检查类型有全面检查、专题检查、经常性检查、突击检查；检查方法包括巡视、个别交谈、随堂听课、召开会议等。

（四）总结

总结的目的是发扬成绩，吸取教训，为新一轮的周期循环创造条件。

三、护理教育教学的管理原则

（一）一长制原则

目前我国高等院校的护理学院（系）基本上采用院长（系主任）负责制，全面负责院（系）的工作，而其他领导对院长负责。无核心的多个领导必然带来摩擦，妨碍效率的提高。

（二）职责分明原则

学院（系）应使每个成员明确自己的职责所在，不了解自己职责和义务的人不可能成为组织中有效的一员，也不会给组织效率的提高带来利益。

（三）明确目标原则

设法使每个成员了解本学院（系）的目标和意图。目标不明确容易引起冲突，并最终导致组织的混乱和瘫痪。目标应尽可能具体明确并具有可操作性。

（四）例行工作规范化原则

院（系）内的常规性工作应尽可能地规范化、程序化和标准化，以减少人力和时间消耗。

（五）政策保持稳定原则

政策或工作计划上变化无常会造成工作人员在时间和精力上不必要的损耗，降低工作效率。

（六）必要的灵活性原则

当环境所迫且内外部条件基本成熟时，应该对政策和计划加以修改调整。

（七）安全感原则

教职工的安全感是保持学院（系）稳定高效的必要条件，提高教职工的安全感应包括工作条件、设备、规章制度、公平待遇、组织气氛等。

（八）适当竞争原则

安全感与竞争又是对立的统一。在学院内既要鼓励竞争，但又要给予一定的安全感，在两者之间寻求一种平衡状态。

（九）动力原则

充分发挥教职工的工作动力十分重要，马斯洛的基本需要理论和 McGregor 博士的 X 理论和 Y 理论可用于指导如何充分发挥教职工的工作动力。

（十）合理的人事政策原则

合理的人事政策包括师资的合理培养和使用，给每个教职工有发展的空间等。

（十一）建立评价制度原则

建立相对客观的评价指标，使评价能够真正起到信息反馈、表彰先进、帮助落后者的作用。

（十二）建立良好人际关系原则

良好的人际关系及和谐轻松的工作氛围有利于各项工作任务的自觉执行，提高学院工作的效率。

（十三）争取社会支持原则

学院领导的角色除“教学领导”外，还应是懂得公共关系、善于与社会打交道的“公关经理”，以争取获得社会团体的支持。

第四节　护理教育中的教育制度

一、学　制

学制是指一个国家的各级各类学校的系统，包括学校的种类、由谁来主办和管理、学校的性质和任务，入学条件、修业年限以及各级各类学校的关系等。

（一）建立学制的基本依据

护理教育的学制是护理教育发展过程中，根据社会化需要和自身内部规律的要求不断加以调整、完善和规范化而逐渐形成。护理教育的学制基本依赖于护理人才培养目标、社会经济和医学科学的发展水平、社会政治制度、教育者的年龄特征和教育背景。

（二）我国普通护理教育的学制

我国目前的普通护理教育包括中等专科教育、大学专科教育、大学本科教育和研究生教育四个层次。

1. 中等专科护理教育　仍然是我国主要的护理教育形式，其培养目标主要是初级的护理技术人才，一般招收初中应届毕业生，修业年限为 3～4 年。

2. 大学专科护理教育　培养实用型的临床护理专业人才，招收①应届高中毕业生，修业年限为 3 年；②应届中专毕业生，修业年限为 2～3 年。

3. 大学本科护理教育　培养目标定位在学科型人才和实用型人才相结合，招收应届高中毕业生，修业年限为 4～5 年，毕业后获医学学士学位(5 年)或理学士学位(4 年)。

4. 护理研究生教育　目前硕士研究生教育是我国最高层次的护理教育，培养目标主要是学科型人才，招收具有学士学位的护理或其他相关专业的本科毕业生，修业年限为 3 年。

（三）我国成人护理教育的现状

目前我国成人护理教育主要有以下几种形式：

1. 夜大学和业余大学。有大专和专科升本科教育，分别招收中专毕业和大专毕业的在职护士，学习期限分别为大专 4 年，大专升本科 3 年。

2. 自学考试制度：有大专和专科升本科两种，护理专业的考试计划，专科一般 3～4 年完成，专科升本科一般为 2～3 年。

3. 其他：包括广播电视大学教育和网络教育，教学层次目前仅设有大学专科层次，入学条件、培养目标和修业年限同同等教育层次的夜大学和普通高校的护理教育。

二、学位制度

学位制度就是国家和高校为保证学位的严肃性，通过建立明确的学术衡量标准和严格的学位授予程序，而对达到相应学术水平的受教育者授予一定称号的制度。

（一）我国的学位级别和标准

根据1980年通过并公布的《中华人民共和国学位条例》规定，我国的学位分三级：学士、硕士和博士，并对各级学位制定出明确的要求和标准。

（二）护理学科的学位层次

高等护理教育在美国的起步较早，目前已经形成了完善的护理学位层次和体系，美国正式的护理学位层次有护理准学士学位、护理学士学位、护理硕士学位和护理博士学位四种。

我国到目前为止还未设有护理学科学位，护理本科学生和研究生毕业后获相应的医学学位或理科学位。目前护理学科只有两个学位层次，即学士学位和硕士学位。

三、护理院校的招生和就业制度

招生制度是一个国家高等教育制度的重要组成部分，它规定着不同层次、不同类别的高等学校在人才选拔中所拥有的权限，人才选拔的标准、形式和范围等。招生制度的方式包括统一的入学考试、由大学单独组织的入学考试、统一考试和单独考试相结合三种方式，我国自1977年恢复高考制度以来，基本上实行全国统一考试的招生制度，护理院校的全日制教育已纳入国家统一招生计划，通过全国统一考试择优录取。

我国高校毕业生就业制度经历了统一分配制度、指令性计划和指导性计划相结合的“供需见面、双向选择”的分配制度、以毕业生就业市场为基础的资源配置方式的三种毕业分配方式。

四、教师聘任制度

教师聘任制度是根据教学和科研任务的需要，确定设立工作岗位的种类和聘任教师的方式，并规定受聘者应具备的条件及承担的责任和义务的制度。

（一）教师职务的设置

高等学校中护理学院（系）的教师的职务是与教师的工作任务、职责范围相对应的工作岗位。教师职务设置的总体原则是按需设岗，具体来说，岗位设置应遵循系统原则、整体效应原则、最低岗位数原则和动态性原则。

（二）教师职务的评审与聘任

教师职务的聘任首先要考虑到受聘对象的任职资格。任职资格就是我们通常说的职称。职称和职务是两个不同的概念，职称反映一个老师的学术或技术能力水平和工作水平，职称是终身制，而职务是根据工作需要设置的岗位，具有任期限制。

（三）教学人员的选聘

教学人员的选聘过程包括：

1. 按照工作岗位确定需要什么样的教师；

2. 按照工作要求制定出招聘计划；

3. 准备一份工作职务的详细介绍，包括：①最基本的职责和义务；②每项职责须承担的任务；③这份工作要求的个人条件（技术、能力、知识和特长等）。

4. 确定候选人；

5. 面试；
6. 决定。
（四）面试
1. 面试的准备
（1）了解已有信息；
（2）制定面试计划；
（3）准备面试场所；
（4）确定参加面试的人员。
2. 面试的进行过程
（1）给予热情，友好地问候
　　a. 尽量放松，面带微笑
　　b. 用合适的称呼，注意称呼一致，读音正确
（2）闲谈几句或做自我介绍，以帮助申请者放松
（3）告诉申请者面试的目的和基本内容
（4）利用面试指导，按顺序进行，内容要准确
（5）谈论主要问题，询问你想了解申请者的资料
（6）澄清一些负效应和不清楚的问题
（7）注意倾听
（8）总结一下所听到申请者回答问题的要点
（9）给予有关学校的真实资料
（10）友好地道别
　　a. 询问未来的计划
　　b. 询问是否还有补充和建议
　　c. 道别并感谢申请者的到来

3. 决定　整个面试结束后，需要做出最后的决定。在做这一决定时应该注意：① 权衡学校制定的各项要求；②权衡申请者真实的资料优势，包括观察到的行为举止等因素；③ 权衡申请者的不利因素。

第五节　工作人员及工作情况的评价

一、评价的目的

1. 为制定管理决策提供依据。
2. 明确发展方向。
3. 明确组织目标。
4. 促进人员间沟通。
5. 开发人力资源以及评价组织活动的质量。

二、评价的原则

1. 评价结果应存档。

2. 评价结果应与本人见面。

3. 提供申诉机会。

4. 评价要尽可能客观。

5. 确保资料的连续和完整。

6. 培训评价者。

7. 评价要强调以行为为基础。

三、评价的实施

（一）评价前的准备工作

1. 明确评价的内容

（1）评价工作人员的个性特点

（2）评价工作人员的行为表现

2. 选择合适的评价标准

3. 选择适当的评价量表

（1）绝对评价量表

（2）相对评价量表

4. 确定参加评价的人员

5. 培训评价人员

（二）评价方式

1. 评价量表法。

2. 评价性面谈，评价性面谈的形式与面试有相似之处，但目的、对象不同。

3. 观察。通过观察被评价者，使评价者确确实实了解被评价者的实际工作，确保评价的客观性和准确性。

（三）行动计划

在评价性面谈结束时，评价双方都应该对今后一般时间的行动计划达成初步一致性意见，明确明年的工作计划以及个人和专业的发展方向。

（四）评价的副作用

1. 使工作人员产生重度的焦虑，产生焦虑的原因包括：

（1）评价动机、目的模糊不清；

（2）整个评价过程需要持续一段时间，导致长时间等待结果。

2. 评价的主观性，这种主观性主要来源于两个方面：

（1）评价资料的主观性；

（2）评价者对评价最终结果的分析判断，需要依据评价者个人的经验、品质个性及评价技术。

练习题

一、名词解释

1. 教育管理学
2. 高等学校的行政管理系统
3. 学制
4. 教师聘任制度
5. 学位制度

二、填空题

1. 教育管理学在学校管理活动中具有的三方面功能是：____________、____________和____________。
2. 护理学院组织的特点主要体现在组织的构成要素，护理学院的组织构成要素是________________、____________和______________。
3. 管理过程的七大要素是：_______、_______、_______、_______、_______、报告和预算。

三、单项选择题

1. 护理学院的管理过程的中心环节是
   A. 计划
   B. 实行
   C. 检查
   D. 总结
2. 下列有关职称和职务的陈述正确的是
   A. 任职资格就是通常所说的职务
   B. 职称反映一个教师的学术或技术能力水平和工作水平
   C. 职务是终身制
   D. 职称有任期限制

四、多项选择题

1. 遵循 X 理论，管理者可能的行为是
   A. 禁止工作人员提前离开学校
   B. 制定弹性工作时间提高效率
   C. 管理者在教学过程覆行检查制度
   D. 要求所有教师都参与教学计划的制定
   E. 管理者最后决定讲课的课题
2. 遵循 Y 理论，管理者可能的行为是
   A. 禁止工作人员提前离开学校
   B. 制定弹性工作时间提高效率
   C. 管理者在教学过程履行检查制度
   D. 要求所有教师都参与教学计划的制定
   E. 管理者最后决定讲课的课题
3. 目前，我国护理学院毕业生在达到国家规定的要求和标准后，可以获得的学位是
   A. 护理准学士学位
   B. 护理学士学位
   C. 医学学士学位
   D. 理学士学位
   E. 护理硕士学位
4. 我国的学位分级是
   A. 准学士学位
   B. 学士学位
   C. 硕士学位

D. 博士学位

E. 博士后学位

5. 教师职务岗位设置应遵循的原则是

A. 系统原则

B. 适当竞争原则

C. 整体效应原则

D. 最低岗位数原则

E. 动态性原则

6. 关于评价方式的描述，下列正确的是

A. 绝对评价量表能够精确评价工作人员的行为表现

B. 相对评价量表是根据与其他人员比较后获得的结果

C. 面试中采用的技巧同样适用于评价性面谈

D. 听课能够比较客观地了解教师的实际工作能力

E. 评价量表法与其他评价方法配合使用可以提高评价结果的准确性

五、简答题

1. 请列出十项在护理教育教学管理中应该遵循的管理原则，并作简要说明。
2. 请简要叙述护理院校设置教师职务应遵循的原则。

六、论述题

1. 如果你是护理学院主管人事的管理者，你将如何有效地进行护理教师候选人的面试工作？
2. 对护理学院教职工及其工作情况进行评价的目的和原则是什么？如果让你组织和实施年终评价工作，你将如何实施？

参考答案

一、名词解释

1. 教育管理学：是一门研究教育管理过程及其规律的科学，它以教育管理过程及其规律作为自己的研究对象，主要包括领导行为、管理职能、教育评价、人员培训、组织制度和教育督导等。广义的教育管理学包括教育行政和学校管理两部分，教育行政是指教育、学术、文化的行政。狭义的教育管理学是以一定类型的学校组织作为研究对象，阐述社会环境与学校之间的关系；学校内部诸因素之间的关系；以及学校组织如何为提高教育质量而提供必要的环境、秩序和措施，以便学校组织按照教育规律正常运行。
2. 高等学校的行政管理系统：主要是指由高校内相互联系的不同权力和职责主体所共同构成的具有特定结构和功能的统一体，高等学校的行政管理系统有校－系二级结构和校－学院－系三级结构。
3. 学制：是指一个国家的各级各类学校的系统，包括学校的种类、由谁来主办和管理、学校的性质和任务，入学条件、修业年限以及各级各类学校的关系等。
4. 教师聘任制度：是根据教学和科研任务的需要，确定设立工作岗位的种类和聘任教师的方式，并规定受聘者应具备的条件及承担的责任和义务的制度。
5. 学位制度：是国家和高校为保证学位的严肃性，通过建立明确的学术衡量标准和严格的学位授予程序，而对达到相应学术水平的受教育者授予一定称号的制度。

二、填空题

1. 组织管理　环境方面　课程方面
2. 工作的表达和安排方式　信念　权力
3. 计划　组织　人事　指挥　协调

三、单项选择题

1. B　　2. B

四、多项选择题

1. ACE　　2. BD　　3. CD　　4. BCD　　5. ACDE　　6. BCDE

五、简答题

1. 答:从护理教育教学中常用的十三项管理原则选择十项你认为最重要的原则。
2. 答:
   (1) 什么是教师聘任制度;
   (2) 什么是教师的职务;
   (3) 设置教师职务应遵循的四项原则并作简要说明

六、论述题

1. 答:
   (1) 简要说明面试的目的;
   (2) 你如何做好面试前的准备工作;
   (3) 面试时你应该怎么做最为有效。
2. 答:
   (1) 简述评价的目的;
   (2) 在进行评价时你应该遵循什么原则;
   (3) 设想你如何实施评价才能体现公正、客观、准确的原则。

(吴瑛)

模拟试卷(一)

一、名词解释(每题3分,共15分)

1. 课程　2. 教育测量　3. 议题讨论组　4. 经验学习　5. 临床教学

二、填空题(每空1分,共15分)

1. 凡是一个教学过程都包含以下三对基本矛盾：__________之间的矛盾、__________之间的矛盾以及__________之间的矛盾。
2. 斯金纳认为有机体的学习行为可分为两类,一类是______行为,另一类是______行为。
3. 一项操作技能的形成需要经过三个连续的阶段,即认知阶段、______阶段和自如阶段。
4. 人本主义理论认为教师的角色是帮助者和________者,而并非是信息的______者。
5. 在制定教育目标过程中,应注意确保教育目标具有以下特点:相关性、明确性、______性及__________性。
6. 教学方法不仅受教学目的和教学内容的制约,同时还受____________的制约。
7. 讲授法的最大优点就在于能在__________传递较丰富的知识,容量大,效率高。
8. 富有意义的经验应该具备两个特点,即__________和互动性。
9. 临床场所是一个__________场所,它有自己的范围和价值。在这里,学生经历了护理的__________过程。

三、单项选择题(在每小题的四个备选答案中,选出一个正确答案,并将其号码填在题干的括号内,多选、漏选、错选均无分。每小题1分,共10分)

1. 在教育的四个基本要素中,最主要的关系是
   A. 教育与受教育者之间的关系
   B. 教育者与教育内容和手段之间的关系
   C. 受教育者与教育内容和手段之间的关系
   D. 教育内容与教育手段之间的关系
2. 教学过程的基本矛盾是
   A. 教师教学思想与现行教育体制之间的矛盾
   B. 学生与所学知识、发展能力之间的矛盾
   C. 学生知识与能力之间的矛盾
   D. 应试教育与素质教育的矛盾
3. 下列属于行为主义理论的观点是
   A. 强调人的内在思维过程
   B. 大多数学习行为是通过刺激和反应的连结学会的
   C. 人是通过观察他人的行为而进行

学习的

D. 人的学习与情感、态度和价值观有密切联系

4. 在下列课程类型中，以社会需要为中心的课程是

A. 学科课程

B. 活动课程

C. 综合课程

D. 核心课程

5. 按照课程的行为目标模式，课程设置的四个主要方面中的核心部分是

A. 目标

B. 内容

C. 方法

D. 评价

6. 在情感领域目标范畴内，其水平由低到高依次为

A. 接受一反应一价值观念组织化一赋予价值一价值体系的性格化

B. 反应一接受一赋予价值一价值观念组织化一价值体系的性格化

C. 接受一反应一赋予价值一价值观念组织化一价值体系的性格化

D. 反应一接受一价值观念组织化一赋予价值一价值体系的性格化

7. 教师采用讲授法时，保证声音应用正确、有效的标志是

A. 要保证多数听讲的学生听清楚

B. 要保证坐在最后一排的学员听清楚

C. 要保证全部学员听明白

D. 要保证听讲者情绪高涨

8. 下列教师行为中，有助于学生学习的行为是

A. 使学生有威胁感，激发学生的上进心

B. 行为傲慢，引起学生的敬畏感

C. 表现出充分的自信并信任学生

D. 在其他人面前纠正学生的错误，便于改正错误

9. 带教制的缺点是

A. 教师发挥了自身价值

B. 重复的教学过程

C. 可以避免或减少学生实习中的失误

D. 学生感到不是太浪费时间

10. 临床教学与课堂教学相比有很大不同，下列属于临床教学特点的是

A. 涉及病人真实情况

B. 教学准备较容易

C. 教学理论性强

D. 时间紧迫感差

四、多项选择题（在每小题的五个备选答案中，选出 2～5 个正确答案，并将其号码填在题干的括号内，多选、少选、错选均无分。每小题 1 分，共 10 分）

1. 人本主义理论的代表人物包括

A. Rogers（罗杰斯）

B. Skinner（斯金纳）

C. Bruner（布鲁纳）

D. Knowles（努斯）

E. Maslow（马斯洛）

2. 下列有关成人教育模式的陈述中，正确的是

A. 认为学生是自我定向的
B. 认为学生是依赖型的
C. 强调课程设置以内容为中心
D. 认为学生的学习意愿来自于需要
E. 认为学生的经历对学习有很大作用

3. 下列关于行为目标模式与过程模式的叙述，正确的是
A. 行为目标模式是输入模式
B. 过程模式是输出模式
C. 行为目标模式强调教育的结果
D. 过程模式认为有许多学习是不能观察的
E. 两者对课程评价方式是不同的

4. 有关讲授法的主要缺点是
A. 教师的授课速度不一定适合所有学生
B. 讲授内容不能照顾个别学生的需要
C. 讲授法需要花费教师较多的备课时间
D. 讲授法影响了学生学习的主动性
E. 讲授法需要特殊的教室

5. 在下列动词中，能够反映教育目标—认知领域中知识水平层次的是
A. 应用
B. 区分
C. 陈述
D. 比较
E. 背诵

6. 在选择讲授法时，教员应有的正确行为是
A. 注意为学员提供具有心理安全感的环境
B. 除用语言外，还可用无声的手势表达某种含意
C. 不理睬学生的非语言行为，以维持课堂纪律
D. 对不愿意参与课堂活动的学员，可以进行长时间的眼神交流，以提示参与
E. 讲授过程注意观察学生的面部表情

7. 开放式教学的特征是
A. 按指导教师的要求控制学习范围
B. 以学习者的需要为中心
C. 选修课程由教师指定，以保证质量
D. 采用多种媒体进行学习
E. 有导师指导及支持系统学习

8. 对临床能力评估，描述正确的是
A. 学生评估时的焦虑水平对评估无影响
B. 评估人的既往经验对评估的结果有影响
C. 评估人的态度、兴趣对评估质量影响不大
D. 对学生临床能力采用间断性评估法和连续性评估法结果相同
E. 学生对评估内容的准备程度是影响评估结果的一个主要方面

9. 有关论述题特点的描述，下列正确的是
A. 内容的真实性低
B. 分数的可靠性高
C. 可直接评估态度、价值观
D. 适用于测试学生对知识点的记忆

E. 评分易受“光环”效应的影响

10. 对教师授课进行评价时，属于教师评价的内容是

A. 教室环境

B. 授课的难易程度

C. 学生的参与

D. 是否抓住学生的注意力

E. 授课时的非语言性沟通

五、简答题(每小题 6 分，共 30 分)

1. 请列出确定教育目标的三个步骤及具体内容。(6 分)
2. 请列出制定课程科目大纲的六条原则。(6 分)
3. 试列举出临床教学常见的问题及应如何看待和处理。(9 分)
4. 请简要叙述护理院校设置教师职务应遵循的原则。(9 分)

六、论述题(每小题 10 分，共 20 分)

1. 举例说明 Tyler 行为目标模式的优点和局限性。
2. 试比较论述题测试与客观题测试的优缺点。

参考答案

一、名词解释

1. 课程:是指为了实现各级学校培养目标而规定的所有教学科目及其目的、内容、范围、分量和进程的总和。
2. 教育测量:是指应用测量手段对教育活动所做的量的测定。
3. 议题讨论组:是以某一论点或题目为中心进行的教学活动小组,称为议题讨论组。
4. 经验学习:是指学习那些从经验中获得的结果和知识,其实质是通过“做”进行学习,而不是通过听别人讲述或自己阅读来学习知识。
5. 临床教学:是帮助学生将既往学到的基础知识与有关诊断、治疗及护理病人的操作技能相结合,为学生提供把基础理论知识转移到以病人为中心的高质量护理中的媒介,并获得进入健康保健系统和继续教育所必须的专业及个人技能、态度和行为。

二、填空题

1. 学生与所学知识、发展能力　教师与学生　教师与教材
2. 应答性　操作性
3. 强化
4. 促进　传递
5. 可测量　可行
6. 社会生产力发展水平
7. 较短时间内
8. 连续性
9. 社会　社会化

三、单项选择题

1. A　2. B　3. B　4. D　5. A
6. C　7. B　8. C　9. B　10. A

四、多项选择题

1. A E　2. A D E　3. C D E　4. A B D　5. C E
6. A B E　7. B D E　8. B E　9. A E　10. B C D E

五、简答题

1. 答:
    (1) 确定教育的总体目标;
    (2) 确定第二层次的目标;
    (3) 根据第二层次的目标,确定特定的行为目标。

2. 答：

（1）课程目标合理；

（2）明确课程内容各部分之间的关系；

（3）澄清评价方法与教授方法的异同点；

（4）分清主次，认识关键所在；

（5）确认课程内容的顺序；

（6）树立课程评估的整体性观念。

3. 答：

（1）与现实的冲突——不应被动地接受现实，应相信自己确实可以对“现实”产生影响；

（2）临床目标与教学目标的冲突——临床目标是临床场所的主要目标，但应看到护理教育是为将来给护理对象提供高质量的护理做准备，是可获得长期效益的投资；

（3）病房标准与个人标准的冲突——应按高标准要求学生；若为小的冲突，可向学生解释出现这种情况的原因；若为无法容忍的矛盾，应及时向学校汇报，由学校负责人出面查看以判断是否还在该病房实习；

（4）病人的教育问题——应事先了解病人的情况；若遇有问题不能回答，应向病人说明；

（5）病人的合作（是否得到病人的同意）——向护士长或有关人员征求意见；当带学生看某个病人时，应适时与其他病人交谈片刻；

（6）学生的个体差异——应理解不同的学生间存在个体差异，并针对不同学生采取相应的教学方法；

（7）学生与教师的应激水平高——与学生建立良好的关系；尽量考虑教师与学生间性格互补，教育背景相近。

4.

（1）说明什么是教师聘任制度；

（2）说明教师的职务；

（3）列出设置教师职务应遵循的四项原则并作简要说明

六、论述题

1. 答：

列出行为目标模式的优点和局限性，并举例说明

优　点	局限性
1. 为学生学习提供了明确的方向	1. 使教育的领域变得狭隘
2. 促使教师更加详细地检验目标	2. 确定高水平的目标很难，因此学习只集中在低水平的目标上进行
3. 通过观察学生的行为，使学生较容易达到目标	3. 要在情感领域确定明确的目标几乎是不可能的
4. 目标可以帮助学生们进行自我指导性学习	4. 忽视了对不可预测的结果进行指导
5. 为课程设计提供了一个比较合理的系统	5. 不可能陈述每一个学习结果的目标

续表

优　点	局限性
6. 学生更喜欢有明确的目标来指导其学习生活	6. 只能反映训练的领域，不能反映教育领域
7. 可以为不同机构相似课程的比较提供基础	7. 只促进同一性而忽略了差异性
8. 为教师提供了评价学生行为的系统	8. 对个别教师及个别学生应有不同的目标

2. 答：

论述题属于主观性试题，其适用于评估高层次的认知能力。

论述题可作为一种间接方法用来评估态度、价值、观点等情感方面。

论述题的缺点是内容真实性低，分数可靠性低，评分困难，学生在答题时容易感到疲劳，学生的书写能力会影响分数。

客观题测试在进行评分时不受评分人主观意见的影响，内容的真实性高，节约教师的阅卷时间，题目可储存于题库中多次使用，但出一份高水平的客观题试卷要花费较多时间。

模拟试卷(二)

一、名词解释(每题3分,共15分)

1. 准备律　2. 正性强化　3. 合作学习　4. 社会学习　5. 技能的迁移

二、填空题(每空1分,共15分)

1. 护理教育的研究方法包括观察法、实验法、__________、比较法、调查法和__________。
2. 护理教育的最终目标是将护士学生培养成合格的______________。
3. 经验学习包括五个层次的分类水平,既面临、__________、认同、__________和传播。
4. 测量只能用于______的事物,而评估则不仅可用于______的事物,还可用于______的事物。
5. 论述题的评分系统有______评分法和______评分法。
6. CIPP评价模式的基本步骤:C表示背景评价;I表示______评价;P表示______评价;P表示成果评价。
7. 质量保证是针对一个机构或系统的______、执行和______三方面的内容而进行的。
8. 教育评估和评价的发展过程大体经历了萌芽期、______期和发展期三个时期。

三、单项选择题(在每小题的四个备选答案中,选出一个正确答案,并将其号码填在题干的括号内,多选、漏选、错选均无分。每小题1分,共6分)

1. 中国的孔子将奴隶制文化典籍加以整理,分为礼、乐、射、御、书、数几方面,称为"六艺",这是最早的
   A. 学科课程
   B. 活动课程
   C. 综合课程
   D. 核心课程
2. 在小组教学活动中,为了实现组员之间的相互作用,组员人数不能超过
   A. 10人
   B. 15人
   C. 20人
   D. 25人
3. 演示法的优点在于
   A. 教师可充分展示自己的技能
   B. 可充分调动演示者的积极性
   C. 可激发学生的学习兴趣和积极思维
   D. 让学员观看到真实的情景
4. 下列有关教师授课质量的评价正确的是
   A. 授课评价只能通过观察法来完成
   B. 学生和教师都可以参与授课评价
   C. 用观察法进行授课评价近似于定量评价
   D. 学生评价每次讲课比评价一门课

程更有意义

5. 下列关于编制选择题时的注意事项中，不妥的项目是

A. 问题的陈述应清楚，不要包含一些不必要的资料

B. 选择项至少应给出三条，以减少猜对的可能

C. 选择项若是数字，则不必按顺序排列，以增加干扰作用

D. 单项选择题的答案应保证是惟一正确的

6. 对评估和评价的描述正确的是

A. 评价是评估的基础

B. 评估是评价的基础

C. 评估的实质是价值判断

D. 评估只可以用于非量化的事物

四、多项选择题(在每小题的五个备选答案中，选出 2～5 个正确答案，并将其号码填在题干的括号内，多选、少选、错选均无分。每小题 1 分，共 14 分)

1. 教学中，教师的主导作用是指

A. 学生在掌握知识的过程带有个体经验的特点，需要教师的启发、教育、引导。

B. 教师决定着教学中的思想政治方向

C. 教师在传授知识的过程中，尽可以按自己的意愿和理解来安排教学内容

D. “课堂四十五分钟”完全是教师的事

E. 教学中学生学习质量的好坏，知识掌握的多少，是通过教师发挥主导作用来决定的

2. 教学理论联系实际的原则，包括

A. 教师的教学要联系学生已有知识的实际

B. 教学要联系最新科学成就的实际

C. 教学要联系临床护理实践的实际

D. 教学要联系学生思想实际

E. 教学还要联系学生实践活动的实际

3. 在教育的基本要素中，教育者与受教育者的关系在护理教育活动中表现为

A. 教与学的关系

B. 教师与教材的关系

C. 护理教育与发展的关系

D. 学生与教学方法、教学手段的关系

E. 教师与教学方法、教学手段的关系

4. 行为主义理论的代表人物包括

A. 桑代克

B. 布鲁纳

C. 斯金纳

D. 加涅

E. 班杜拉

5. 按照课程的系统模式，课程设置作为一个开放的系统，其输入部分是

A. 学校具有的教育思想

B. 学校设置的各种课程

C. 学校主张的教育观念和理论

D. 学校制定的教学计划和教学大纲

E. 学校安排的教学活动

6. 在下列动词中，能够反映教育目标—认知领域中综合水平层次的是

A. 设计

B. 区分

C. 陈述

D. 比较

E. 发展

7. 关于行为目标模式，下列叙述正确的是

A. 使教育的领域变得广泛

B. 能够促使教师更加详细地检验目标

C. 促进了教育的差异性，忽略了同一性

D. 能够帮助学生进行自我指导性学习

E. 能够为学生的学习提供明确的方向

8. 关于活动课程的叙述，正确的是

A. 教育就是生活

B. 课程的中心是学习者

C. 课程可预先编定

D. 课程有很大的偶然性和随机性

E. 忽视了各学科间联系，分科过细

9. 带教制的优点是

A. 教师发挥了自身价值

B. 重复的教学过程

C. 可以避免或减少学生实习中的失误

D. 学生感到不是太浪费时间

E. 是个体化的教学方法

10. 临床教学与课堂教学相比有很大不同，下列属于临床教学特点的是

A. 涉及病人真实情况

B. 教学准备较难

C. 教学理论性强

D. 时间紧迫

E. 护理教育是次要目标

11. 在临床带教制中，带教老师的选择条件有

A. 热情对待学生

B. 与学生性格一致

C. 具有艺术欣赏力

D. 良好的人际沟通能力

E. 对健康护理的认识与学校一致

12. 以下属于临床护理教师角色的有

A. 健康教育者

B. 病人利益的维护者

C. 技术顾问

D. 提供照顾者

E. 咨询者

13. 临床护理教学中多采用的教学方法有

A. 带教制

B. 讲授法

C. 实习前后讨论会

D. 护理查房

E. 模拟病例讨论

14. 一项有效的测试需符合的标准包括

A. 真实性

B. 可靠性

C. 大众性

D. 区别性

E. 实用性

五、简答题(每小题 6 分,共 30 分)

1. 简述合作学习的特点。
2. 简述六项促进学生保持课堂注意力的措施。
3. 请列出五种小组教学活动过程常见的问题
4. 列举六种临床教师的角色功能。
5. 简述教育评估的有效标准。

六、论述题(每小题 10 分,共 20 分)

1. 如果你是护理学院主管人事的管理者,你将如何有效地进行护理教师候选人的面试工作?
2. 举例说明主观性试题的优缺点。

参考答案

一、名词解释

1. 准备律：当准备对某个刺激做出反应时，任其产生反应就会使之感到满足；当不准备对某个刺激做出反应时，强迫其做出反应则会产生苦恼。若正准备对某项刺激做出反应时，由于外界因素阻挠而不能反应时，也会感到苦恼。
2. 正性强化：即指某种具体行为的后果，或者说效果是积极的，就能增进该行为重现的概率。
3. 合作学习：是小组成员按照一定的互动结构进行相互学习的系统学习方法。
4. 社会学习：又称观察学习，它出现在个体通过观察他人的行为而进行学习时，换句话说，通过榜样进行学习。
5. 技能的迁移：指一项技能对另一项技能产生积极、促进的作用或消极、抑制的作用。

二、填空题

1. 文献法　统计法
2. 护理专业人才
3. 参与　内在化
4. 可量化　可量化　非量化
5. 绝对　相对
6. 输入　过程
7. 组织　结果
8. 形成

三、单项选择题

1. A　2. D　3. C　4. B　5. C　6. B

四、多项选择题

1. ABE　2. ABCDE　3. AC　4. AC　5. AC　6. AE　7. BDE
8. ABD　9. ACDE　10. ABD　11. ABDE　12. ABCDE　13. ACD　14. ABDE

五、简答题

1. 答：
   (1) 合作学习是由一名学习管理者而不是一个象征权力的教师来安排学习材料；
   (2) 学生通过与其他学员一起主动地参与学习来对自己的学习负责；
   (3) 合作学习的前提是坚信小组工作比个体单独学习效果好；
   (4) 学习的动力来源于有计划的、与同伴的相互作用。
2. 答：
   (1) 采用多种教学方法，尤其是色彩鲜艳的幻灯片。

(2) 将临近的4～5个学生划为一组，进行小组活动。

(3) 讲授中途提供短时间休息、放松的时间。

(4) 讲授过程鼓励学员参与。

(5) 讲授最后采用不完全填空的形式测验学生。

(6) 注意讲课速度，形成个人惯用的语言。

3. 答：

(1) 小组成员同时发言，导致课堂纪律混乱。

(2) 个别好说的学员包揽了全组活动。

(3) 面临个别组员感情暴发，愤然离组而去。

(4) 学员不愿意参与，出现冷场。

(5) 涉及伦理道德问题，组内讨论过于激烈。

4. 答：

护理临床教师的角色有：

(1) 提供照顾者；

(2) 健康教育者；

(3) 管理者和决策者；

(4) 病人利益的维护者；

(5) 技术顾问；

(6) 咨询者；

(7) 支持者；

(8) 研究者和改革者；

(9) 评估观察者和计划者；

(10) 促进者。

(答对6条即可。)

5. 答：

(1) 真实性；

(2) 可靠性；

(3) 区别性；

(4) 实用性。

六、论述题

1. 答：

(1) 简要说明面试的目的；

(2) 你如何做好面试前的准备工作；

(3) 面试时你应该怎么做最为有效。

2. 举一实例说明以下特点。

优　点	缺　点
1. 考试对象可以不同的侧面、广度和深度进行自由作答	1. 内容真实性低

续表

优　点	缺　点
2. 它可用于考查学生多方面能力	2. 评分困难、分数可靠性低
3. 可间接用于态度和价值观的评估	3. 书写能力会影响分数
4. 命题比客观性试题容易	4. 选答会影响分数
	5. 学生感到疲劳